Mosaik bei
GOLDMANN

Buch

Seit vor etwa siebzig Jahren Joseph H. Pilates sein erstes Studio in New York eröffnete, begeistert seine Trainingsmethode Menschen in der ganzen Welt. Auch in Deutschland haben viele Frauen das sanfte Fitness-Programm für sich entdeckt. Die wirkungsvolle Mischung aus Körperbeherrschung, Tiefenatmung und Entspannung bringt Muskeln, ohne Masse anzusetzen, und ist die ideale Methode, um den Körper zu straffen und die Figur zu formen.

Dieses Buch führt den Leser in die grundlegenden Methoden des Pilates ein und stellt die vierzig wirkungsvollsten Übungen für zu Hause vor. Jede Übung ist detailliert erklärt und mit Fotos illustriert. Eine Zusammenstellung verschiedener Übungsreihen ermöglicht den sofortigen Einstieg in das Training.

Autoren

Lynne Robinson ist die führende Pilates-Spezialistin Englands. Sie hat diese Trainingsmethode populär und für jedermann anwendbar gemacht. Ihr Hauptanliegen sind Menschen mit chronischen Rückenproblemen und stressbedingten Beschwerden. Für sie hat sie spezielle Pilates-Programme entwickelt.

Gordon Thomson kommt vom Ballett. Pilates lehrt er seit mehr als 20 Jahren. Heute leitet er das renommierte Body Control Pilates Studio in South Kensington und ist Direktor der Association of Pilates Teachers.

Lynne Robinson
Gordon Thomson

Pilates Workout

Figur nach Maß
Die wirkungsvollsten Übungen
für zu Hause

Aus dem Englischen
von Helge Fischer

Mosaik bei
GOLDMANN

Die Fitness-Outfits in diesem Buch wurden freundlicherweise
von folgenden Firmen zur Verfügung gestellt:
arena SMW Sport und Mode, Bayreuth
Casall by Competition Line GmbH, Detmold
venice Beach by Haleko GmbH, Hamburg

FSC
Mix
Produktgruppe aus vorbildlich
bewirtschafteten Wäldern und
anderen kontrollierten Herkünften

Zert.-Nr. SGS-COC-1940
www.fsc.org
© 1996 Forest Stewardship Council

Verlagsgruppe Random House FSC-DEU-0100
Das FSC-zertifizierte Papier *Munken Print* für Taschenbücher aus dem
Goldmann Verlag liefert Arctic Paper Munkedals AB, Schweden.

1. Auflage
Vollständige Taschenbuchausgabe November 2005
Wilhelm Goldmann Verlag, München,
in der Verlagsgruppe Random House GmbH

Published by Arrangement with MacMillan Publishers Ltd., London, UK
Dieses Werk wurde vermittelt durch die Literarische Agentur
Thomas Schlück GmbH, 30827 Garbsen.
Originaltitel: Body Control – The Pilates Way
Umschlaggestaltung: Design Team München
Illustrationen: Cath Knox
Fotos: Lesley Howling
Redaktion: Annette Baldszuhn
Satz: Filmsatz Schröter, München
Druck und Bindung: GGP Media GmbH, Pößneck
WR · Herstellung: Han
Printed in Germany
ISBN 10: 3-442-16782-5
ISBN 13: 978-3-442-16782-1

www.goldmann-verlag.de

Inhalt

Vorwort des beratenden Osteopathen
Dr. Piers Chandler ... 9
Vorwort von Pat Cash ... 11

Einleitung ... 13
Die Ursprünge der Pilates-Methode ... 13
Warum ist die Pilates-Methode so populär? ... 19

Die Vorzüge der Pilates-Methode ... 21
Ganz einfach: Es funktioniert ... 21
Ist Pilates für mich geeignet? ... 23

Acht grundlegende Prinzipien von Pilates ... 24
1. Entspannung ... 24
2. Konzentration ... 25
3. Koordination ... 27
4. Ausrichtung ... 28
5. Atmung ... 32
6. Bewegung ... 34
7. Zentrieren ... 36
8. Kondition ... 38

Erkenne dich selbst ... 40
Los geht's ... 45

Das Aufwärmen ... 51
Entspanntes Stehen ... 51
Abrollen an der Wand ... 55
Gleiten an der Wand ... 59

Entspannungsposition ... 63
Brustkorbatmung ... 68
Nabel zur Wirbelsäule ... 71
Knie- und Beinkreise ... 75
Dehnen der Kniesehnen ... 80
Hüftbeuger dehnen ... 84
Schultern entspannen ... 87
Nackenrollen und Nasenspiralen ... 90
Das Rad – Wirbelsäule rollen ... 95
Hüfte rollen ... 100

Dehnen und kräftigen ... 103
Der Korkenzieher ... 103
Samson ... 107
Seitliches Dehnen ... 110
Taille drehen ... 114
Strecken mit dem Stab ... 117
Handgelenk, Hände und Finger ... 121
Beugen (Curl-ups) ... 125
Diagonal beugen (Obliquus Curl-ups) ... 129
Bein drehen ... 133
Single leg stretch ... 136
Die Hundert ... 141
Abrollen (Curl-downs) ... 146

Die wahre Grundlage – Kontrolle der Füße ... 151
Fußkreisen ... 154
Fußbogen/Rist wölben ... 156
Strecken und anwinkeln ... 158
Zehen wecken – Die mexikanische Welle ... 161

Beweglichkeit und Kraft ... 165
Der Stern ... 165
Fersenübung ... 171
Die Katze ... 175
Ruheposition und Rückenatmung ... 178

Arbeiten mit Gewichten ... 181
Die Vorteil der Übungen mit Gewichten ... 181
Beingewichte – äußere Schenkelmuskeln ... 185
Beingewichte heben und senken/
Beingewichte 20-mal heben ... 189
Beingewichte – Innenschenkel ... 193
Armgewichte – Flys ... 196
Armgewichte – »Rückenschwimmen« ... 200
Hantelübung für den Trizeps ... 203
Hantelübung für den Bizeps ... 206

Das Entspannen ... 209
Arme öffnen ... 210
Kissendrücken ... 213

Die Arbeit mit Pilates ... 215
Eine kurze tägliche Einheit ... 215
3 Einheiten pro Woche ... 223
2 Einheiten pro Woche ... 226
Übungen zur Korrektur allgemeiner Haltungsfehler ... 229

Adressen ... 233
Danksagung ... 234
Register ... 235

Vorwort des beratenden Osteopathen Dr. Piers Chandler

Sieht dieses Buch für Sie aus wie jedes vergleichbare zum Thema »Fitness-Übungen«? Dann sind Sie entweder mit Ihrem laufenden Übungsprogramm zufrieden, oder Sie wissen einfach nicht, was Sie ausprobieren sollen.

Zweifelsohne werden Sie aber von diesem Buch profitieren. Ich weiß, wovon ich spreche: Nachdem ich *Pilates* selbst versucht habe, begann ich viele meiner Patienten zu ermuntern, diese Methode aufzugreifen. Die erstaunlichen Ergebnisse beweisen, dass hier Versprechen tatsächlich eingelöst werden.

Die Attraktivität dieses Buches besteht darin, dass es einerseits für die große Zahl derjenigen geeignet ist, die zwar Übungen durchführen möchten, jedoch nicht regelmäßig Zeit für *Pilates*-Stunden haben, und andererseits für die Sportlicheren, die vielleicht schon über ihre Grenzen gegangen sind und denen *Pilates* eher wegen seines anerkannten Rehabilitationspotenzials nutzen könnte. *Pilates* hat in jedem Fall eine Menge zu bieten, denn seine subtile, einfache Vorgehensweise eignet sich hervorragend zur Vorbeugung von Rücken- und Haltungsproblemen, zur Vermeidung von Verletzungen und stressbedingten Zuständen.

Die anatomische Ausgangsbasis von *Pilates* ist unser Schwerpunkt, also die fundamentale Körperhaltung. Acht miteinander verbundene Prinzipien bilden die Grundlage dieses Übungssystems. *Pilates* ist für jede Altersgruppe und jede körperliche Konstitution geeignet und arbeitet mit der Einheit von Körper und Geist. Dieser Grundgedanke allein spricht für *Pilates* und seine Vorzüge.

Die Osteopathie wird zunehmend als eine Methode geschätzt, die für Gesundheit und allgemeines Wohlbefinden förderlich ist. Es ist mehr als erfreulich, dass nun eine Übungspalette vorliegt, die Behandlungen unterstützt und die Genesung vorantreibt. Zahlreiche Patienten, die sich an *Pilates*-Trainer wandten, brauchen keine regelmäßige medizinische Therapie mehr.

Worauf warten Sie also noch?

Vorwort von Pat Cash

Während eines Tennisturniers im Jahr 1994 zog ich mir eine schreckliche Verletzung zu. Sie bereitete mir in der Folge unerträgliche Schmerzen, die sich vom Rücken bis ins Bein zogen. Die Diagnose ergab einen schweren Bandscheibenvorfall, und ich musste mich umgehend einer Operation unterziehen.

Nach dem chirurgischen Eingriff stellte mich der Arzt vor die Alternative, die nächsten sechs Wochen entweder zu liegen oder zu stehen – vorbei war es mit dem Lümmeln in bequemen Sesseln. Ich fühlte mich steif wie ein Pfosten. Auf Empfehlung meines Trainers und meines Physiotherapeuten wandte ich mich an die Australian Ballet Company, und in der folgenden Zeit absolvierte ich zweimal pro Woche einen *Pilates*-Kurs für Anfänger. Meine erste Reaktion war grenzenloses Erstaunen darüber, wie sanft und gleichzeitig effektiv die Übungen waren. Ich lernte, wie ich atmen sollte, wie meine Haltung zu verbessern war und wie ich Muskeln, von deren Existenz ich gar nichts wusste, dehnen und kräftigen konnte. All das funktionierte, ohne dass ich riskierte, meine verletzte Bandscheibe erneut zu beschädigen.

Ich ging dann nach London, um dort mit der ehemaligen Ballerina des Royal Ballet und *Pilates*-Trainerin Jenny Mills weiterzuarbeiten. In dieser Phase lernte ich viele Tänzer kennen, die an größeren oder kleineren Verletzungen laborierten. In Anbetracht ihrer Kraft und Flexibilität war auch ich davon überzeugt, bald wieder fit genug für professionelles Tennis zu sein.

Jenny war überkorrekt und peinlich genau auf Körperhaltung bedacht. Im Lauf der nächsten beiden Monate verschwand meine Steifheit, meine Muskeln bildeten sich wieder aus, meine Taille straffte sich (ich verlor sogar drei Zentimeter an Taillenumfang) – und das Wichtigste: meine Schmerzen hörten auf.

Bevor ich wieder auf den Tennisplatz zurückkehrte, begann ich mit *Pilates*-Übungen für Fortgeschrittene. Ich habe alle nur denkbaren Fitness-Geschichten hinter mir, doch dies waren die härtesten Übungen, die ich je gemacht hatte. Die Dehnungen und Übungen gehören nach wie vor zu meinem wöchentlichen Programm, und abgesehen von unwesentlichen Verspannungen, die von harten Tennis-Matchs herrühren, litt ich seither nie wieder unter Rückenproblemen. Ich kann mit Sicherheit behaupten, dass ich ohne die Hilfe der *Pilates*-Übungen außerstande wäre, Spitzentennis zu spielen.

Die Anleitungen von Lynne und Gordon in diesem Buch stellen die optimale Einführung für Anfänger dar, die sich mit der *Pilates*-Methode beschäftigen wollen, und sie sind richtungsweisend auf dem Weg zu »Body Control«.

Einleitung

»Eine Reise von 1000 Meilen beginnt mit dem ersten Schritt.«

LaoTse (chinesischer Philosoph)

Das Ziel dieses Buches ist, Sie in die *Pilates*-Methode einzuführen. Wir beginnen ganz am Anfang, und wo wir die Reise beenden, hängt allein von Ihnen ab. Es ist der Weg, der uns interessiert, nicht so sehr das Ziel. Vor allem sollen Sie das Reisen genießen.

»Body Control« hat mit Veränderung zu tun. Wir sind niemals zu jung oder zu alt, um unseren Körper zu kontrollieren und eine Änderung in Angriff zu nehmen. Der Körper ist in ständiger Veränderung begriffen, unsere Zellen erneuern sich – Sie sind heute nicht derselbe Mensch, der Sie noch gestern waren. Tatsache ist, dass nur der kleinste Teil Ihres Körpers älter als acht Jahre ist! Diesen Umstand können wir nutzen. Wir haben jede Chance zur Verbesserung, wir können Körper und Geist schulen, wieder ins Gleichgewicht bringen und den Körper dazu veranlassen, sich selbst zu heilen. Vielleicht ist es unser Körper, der uns das meiste beibringen kann!

Die Ursprünge der Pilates-Methode

Die Übungen der *Pilates*-Methode (ausgesprochen: Pi-lahtis) haben ihren Ursprung in den späten Arbeiten von Joseph

Pilates. 1880 in der Nähe von Düsseldorf geboren, war Joseph Pilates ein zartes, kränkelndes Kind. Er entwickelte eine wahre Obsession für körperliche Fitness, um seine Kondition zu verbessern. Zu den Hobbys des begeisterten Sportlers zählten Tauchen, Skifahren, Turnen, Boxen und Ringen, und zu Ausbruch des Ersten Weltkriegs fand er sich in England als Lehrer für Selbstverteidigung.

Als Pilates aufgrund seiner Nationalität interniert wurde, entwickelte er für seine Mithäftlinge ein Programm, um sie in der Zeit der Gefangenschaft gesund und fit zu halten. Er war der festen Überzeugung, dass seine Methode dafür verantwortlich war, dass kein einziger Gefangener der großen Grippe-Epidemie von 1918 zum Opfer fiel, an der Tausende von Menschen starben.

Nach dem Krieg kehrte er nach Deutschland zurück, wo er die Welt des Tanzes entdeckte, die ihm durch den Kontakt mit Rudolf von Laban eröffnet wurde. (Laban begründete die »Labanotation« oder »Kinetographie«, eine weit verbreitete Tanzschrift.) Hanya Holm nahm eine Vielzahl seiner Übungen in ihr Programm auf, und bis zum heutigen Tag zählen sie zur noch immer praktizierten »Holm-Technik«. Die universelle Anwendbarkeit der *Pilates*-Methode kann an der Tatsache gemessen werden, dass Joseph Pilates sowohl Ballettgruppen unterrichtete als auch erfolgreicher Ausbilder der Hamburger Polizei war!

Als Joseph Pilates angewiesen wurde, die neue deutsche Armee zu trainieren, zog er einen Schlussstrich und entschied sich, nach Amerika zu gehen. Auf der Seereise traf er Clara, eine Krankenschwesternausbilderin, die er später heiratete und mit der er sein erstes Fitness-Studio in New York aufbaute. Die Adresse teilte er sich mit dem New York City Ballett.

Es dauerte nicht lange, bis die New Yorker Elite Gefallen an seinem Studio fand. Startänzer suchten es auf, weil die angebotenen Lektionen ihr klassisches Übungsprogramm ergänzten. Schauspieler und Schauspielerinnen, Sportler, die Reichen, Schönen und Berühmten – alle waren sie begeistert von dieser Form der Körperarbeit, die Muskeln aufbaute, ohne Masse anzusetzen, Kraft und Beweglichkeit ausbalancierte und die perfekte Harmonie zwischen Geist und Körper bewirkte. Die *Pilates*-Methode gewann rasch an Popularität, allerdings blieb sie jahrelang fast ausschließlich der Prominenz vorbehalten, wie die Schar der Anhänger eindrucksvoll belegt. Aus der Welt des Tanzes waren es Martha Graham, George Balanchine, Suzanne Farrell, Jacques D'Amboise; unter den Leinwandlegenden Gregory Peck und Katharine Hepburn. Von den gegenwärtigen Stars sind Jessica Lange, Glenn Close, Jodie Foster, Patrick Swayze, Terence Stamp, Honor Blackman, Michael Crawford, Betty Buckley, Joan Collins, Greta Scacchi, Sigourney Weaver, Britt Ekland, Ali MacGraw und Bill Murray zu nennen. Unter den Sportlerpersönlichkeiten finden sich der Tennisstar Pat Cash, die Damen-Weltmeisterin im Eislauf Kristi Yamaguchi, die australische Rugby-Nationalmannschaft und die Cincinnati Bengals. Madonna ist eine genauso eifrige Verfechterin wie Vanessa Williams. In Gordons »Body Control Studio« in South Kensington trifft man ebenfalls regelmäßig prominente Gesichter, unter ihnen Stefanie Powers, Wayne Sleep, Simon Callow, Tracy Ullman, Edna O'Brien, Olympia Dukakis, Patti Boulaye, Bonnie Langford und Sinitta. Es ist doch beruhigend zu wissen, in welch erlesener Gesellschaft Sie sich befinden!

Glücklicherweise bewirkten die enormen Vorzüge der *Pilates*-Methode, dass sie nicht derart exklusiv bleiben konnte. Heute wird *Pilates* weltweit gelehrt und erlebt in den USA einen wahren Boom – es gibt dort bereits 500 *Pilates*-Studios!

Alan Herdman brachte die *Pilates*-Methode nach England. Nachdem er mit Schülern der Original-Lehrmethode in New York trainiert hatte, gründete er mit Robert Fitzgerald ein Studio am »The Place« in London, wo die London School of Contemporary Dance beheimatet ist. Hier hatte Gordon Thomson vor 21 Jahren begonnen, diese Methode zu unterrichten. Thomson hatte beim Rambert-Ballet und am London Contemporary Dance Theatre Tanz studiert, und zu seinen Stationen als Schauspieler und Tänzer zählten Scottish Opera, Glasgow Grand, English Opera Group und Glyndebourne Touring Company. Mitte der 70er Jahre nahm er auf griechischen Luxusdampfern an Mittelmeerkreuzfahrten teil und lehrte dabei Techniken, die auf der *Pilates*-Methode basierten. Nach seiner Rückkehr nach London begann er 1978 an der London School of Contemporary Dance zu unterrichten.

1981 gründete Gordon Thomson sein erstes *Pilates*-Studio an der Urdang Academy in Covent Garden, kurz darauf ein weiteres bei Pineapple Dance in South Kensington. 1991 richtete er, unabhängig von Pineapple, sein gegenwärtiges »Body Control and Rehabilitation Studio« ein. Im Lauf der 90er Jahre war er verantwortlich für die Ausbildung von *Pilates*-Trainern. Seine Schüler unterrichten nun in so unterschiedlichen Ländern wie Chile, Neuseeland, Australien und Italien.

Als Lynne Robinson mit der Bitte an Gordon Thomson herantrat, bei ihm lernen zu dürfen, war er etwas erstaunt und hatte obendrein Bedenken. Lynne litt seit Jahren an Rückenproblemen, die aus einer schlechten Haltung in Kombination mit ineffizienten Übungen resultierten. Nach ihrer Ausbildung als Lehrerin hatte sie sich in erster Linie der Erziehung ihrer beiden Töchter Rebecca und Emily gewidmet und – bedingt durch die Arbeit ihres Mannes – die Welt bereist. Nach fünf Jahren in den Niederlanden übersiedelte die Familie nach Australien, und in Sydney wurde Lynne Robinson erstmals auf *Pilates* aufmerksam.

Eigentlich hatte sie bereits jede Hoffnung aufgegeben, jemals wieder völlig frei von Rücken- und Nackenschmerzen zu sein, denn sämtliche Übungen, die sie durchführte, und sogar leichtes Yoga verschlimmerten das Problem. Die *Pilates*-Stunden, die sie mit Penny Latey besuchte, stellten einen Wendepunkt dar. Endlich hatte sie eine Übungsmethode gefunden, die ihr sinnvoll schien. Penny und ihr Ehemann Philip, ein namhafter Osteopath, arbeiteten mit an Lynnes Genesung. Es dauerte nicht lange, bis Lynne *Pilates* als festen Bestandteil in ihr Leben integrierte. Und dann war es nur noch ein kleiner Schritt bis zum Entschluss, diese Methode zu lehren.

Nach ihrer Rückkehr nach Großbritannien gestaltete sich das Training mit Gordon Thomson als wahre Zerreißprobe. Inzwischen aber hat sich Lynnes Körper völlig neu organisiert, und ihre Rückenprobleme gehören mittlerweile der Vergangenheit an. Kaum hatte sie die *Pilates*-Ausbildung abgeschlossen, begann sie Übungsstunden in Sevenoaks (Kent) zu geben. Heute arbeitet Lynne Robinson an verschiedenen

Orten, immer in enger Verbindung mit Osteopathen (in erster Linie mit Piers Chandler), und sie gibt auch Stunden in The Beadle House Clinic, einem Zentrum für Physiotherapie und Sportverletzungen. Sie legt einen beinahe missionarischen Eifer an den Tag, die Vorzüge von *Pilates* der Allgemeinheit nahe zu bringen. Als Nichttänzerin und Nichtsportlerin konnte sie das entsprechende Einfühlungsvermögen für Menschen mit Rückenproblemen und für Neulinge auf dem Sektor der einschlägigen Übungen entwickeln. Gemeinsam mit Gordon Thomson hat Lynne Robinson die vorliegende Einführung in »Body Control« bzw. *Pilates* erarbeitet.

Weder zwei *Pilates*-Trainer noch zwei Übungsstunden oder Studioeinheiten sind vergleichbar. Joseph Pilates passte seine Technik individuell an die Schüler an, er entwickelte neue Mattenübungen und kreierte sogar spezielle Trainingsgeräte, um Verletzungen und Haltungsprobleme in den Griff zu bekommen. Diese Ausrüstung wird auch heute noch verwendet. Jeder Einzelne, der zu Pilates kam, lernte etwas anderes. Pilates war nicht überzeugt von offiziellen Trainingsprogrammen für Lehrer. Seine ersten »Schüler« lehrten in der Folge ihre eigene Version seiner Methode. Aus diesem Grund existieren heute viele verschiedene Formen des *Pilates*-Unterrichts – »Body Control« ist eine davon –, und dieser Umstand ist keine Schwachstelle des Systems, sondern vielleicht die größte Stärke der Methode: Dadurch ist sie nämlich imstande, neue Ideen aufzunehmen, ohne durch ein strenges Regelwerk gefesselt zu sein. Jeder Schüler gewinnt etwas durch das Erlernen und bringt auf der anderen Seite wieder etwas ein.

Warum ist die Pilates-Methode so populär?

Einige von Ihnen, die dieses Buch lesen, werden bereits verschiedene Übungssysteme ausprobiert haben. Und vielleicht werden Sie sich fragen: »Was ist denn nun so anders an dieser Methode?« Beim ersten Durchblättern des Buches werden Ihnen diverse Übungen bekannt vorkommen – aber riskieren Sie einen zweiten Blick ... Der Unterschied zwischen *Pilates* und dem durchschnittlichen Trimm-dich-fit- oder Stretch-Programm liegt in der Herangehensweise an die Übungen.

Die *Pilates*-Methode verfolgt einen ganzheitlichen Zugang. Ähnlich wie bei fernöstlichen Übungsprogrammen soll durch das mentale Training der Körper kontrolliert werden. Sobald Ihre Sinne für die Wahrnehmung und Koordination Ihres Körpers ausgebildet sind, werden Sie alles, was Ihren Körper betrifft, kontrollieren können.

Sie werden sich auf die wichtigsten Haltungsmuskeln konzentrieren, und Sie werden lernen, wie Sie jene Muskeln aktivieren, die Ihren Rumpf stabilisieren, wie Sie schwache Muskeln kräftigen, zu kurz geratene dehnen und wie Sie gelenkiger werden. Dabei wird keine »Gewalt« angewendet. Langsame, fließende Bewegungen werden so ausgeführt, dass keine Gefahr von Zerrungen besteht.

Es gibt keine unnatürlichen Stellungen oder langweiligen Wiederholungen. Jede Übung wird erst begonnen, wenn Sie sich in der richtigen Körperhaltung befinden. Bevor Sie mit einer Bewegung anfangen, müssen Sie sich über den Winkel zwischen Ihrem Becken und Ihrer Wirbelsäule im Klaren sein. Erst wenn Ihr Rumpf stabil und Ihr Rückgrat gerade ist, können Sie darangehen, zu dehnen und zu kräftigen.

Auf diese Weise wird der Körper wieder ins Gleichgewicht gebracht.

Lassen Sie mich ein Beispiel geben: Übung 12, »Das Rad« (Seite 95), ähnelt den Hüftübungen, die Sie möglicherweise schon einmal in einer Gymnastikstunde durchgeführt haben. Bei näherer Betrachtung werden Sie jedoch feststellen, dass die Übung auf verschiedenen Ebenen arbeitet. Sie heben nicht einfach die Hüften vom Boden, um das Gesäß zu straffen, obwohl das ein willkommener Effekt sein kann. Was bei dieser Übung wirklich passiert, ist eine Dehnung der Wirbelsäule: Sie vergrößern die Abstände zwischen den Wirbeln, und gleichzeitig ist die gesamte Rumpfmuskulatur betroffen. All das geschieht im perfekten Zusammenspiel von Füßen, Knien, Hüften und Nacken, um jegliches Ungleichgewicht zu korrigieren. Die Atmung unterstützt die Übung, und Sie stellen sich die Wirbelsäule als ein Rad vor, um die Beweglichkeit zu fördern. Ihre Fähigkeit, den Körper wahrzunehmen, wird geschult. Sie können wirklich fühlen, wo und wie eine Bewegung passiert!

Jede Übung wurde sorgfältig konzipiert, um auf vielen Ebenen wirksam zu werden. Sie können nicht einen Teil Ihres Körpers isoliert trainieren, ohne auf den Rest Rücksicht zu nehmen. Alles wirkt zusammen: Wenn Sie beispielsweise etwas mit Ihren Beinen tun, hat das Auswirkungen auf Ihr Rückgrat. Wenn Sie ein Glied bewegen, muss der Rest des Körpers stabil sein. Die Muskeln, die für dieses Gleichgewicht und die korrekte Haltung zuständig sind, sind genauso wichtig wie jene, die das Bein selbst bewegen. Wenn Sie erstere ignorieren, so tun Sie dies auf eigene Gefahr!

Darüber hinaus ist *Pilates* nicht eine Sammlung willkürlich zusammengewürfelter Übungen, sondern eine komplette, ernsthafte Methode der physischen Kondition. Die Übungen wurden alle ausgewählt, um einander zu ergänzen und die Balance des Körpers wiederherzustellen. Zahlreiche Übungsprogramme greifen zu kurz, weil sie sich auf die so genannten Problemzonen beschränken. Wenn es Ihnen nur um einen flachen Bauch geht, wird wahrscheinlich der Rücken zu kurz kommen. Bei unserem Programm wird jedem Teil des Körpers die entsprechende Aufmerksamkeit gewidmet.

Die Vorzüge der Pilates-Methode

Ganz einfach: Es funktioniert

Mit diesem Buch können Sie auf vielen Ebenen etwas für sich tun. Wenn Sie es allerdings im Bücherregal lassen, hilft es Ihnen bestimmt nicht! Nach einem halben Jahr sollte es durch ständiges Handhaben abgegriffen sein.

Die meisten von Ihnen werden schon nach wenigen Wochen Pilates eine Veränderung bemerken, aber wir sind alle verschieden. Es hängt ganz davon ab, wie oft Sie die Übungen machen, und natürlich sind sie keine Wunderkur!

Das sind die Erfolge, die Sie durch diese Methode erzielen können:

- Verbesserte Beweglichkeit, Stärke, Koordination, Gleichgewicht und Ausrichtung.
- Haltungsfehler werden beseitigt. Der Körper kann effekti-

ver funktionieren, Sie bewegen sich »energiesparend« und graziös. Wenn Sie eine bessere Haltung haben, wirken Sie und fühlen Sie sich größer. Es kann sogar vorkommen, dass Sie tatsächlich »wachsen«, wenn die Krümmungen der Wirbelsäule nicht mehr so extrem sind.

- Eine gute Haltung unterstützt auch die inneren Organe, sie arbeiten wirksamer.
- Stress und stressbedingte Symptome können gelindert werden. Entspannung ist ein wichtiger Bestandteil von *Pilates*, und *Pilates*-Anhänger sprechen oft vom Gefühl der inneren Ruhe nach einer Übungsstunde.
- Ihre allgemeine Gesundheit wird sich stabilisieren. Durch die Übungen wird der Blutkreislauf angeregt, dadurch gelangt mehr Sauerstoff ins Blut, die Lymphgefäße arbeiten besser, und Endorphine (körpereigene Opiate) werden freigesetzt. Das Immunsystem wird gestärkt, wodurch sich die Widerstandskraft gegen Krankheiten erhöht.
- Sie werden sich jünger fühlen, aber auch jünger aussehen, da sich der Zustand von Haut und Haaren verbessert.
- Zwar kommt es nicht unbedingt zu einem Gewichtsverlust, denn Muskeln wiegen mehr als Fett. Durch bessere Haltung und dadurch, dass alles an seinem »richtigen Platz« sitzt, werden Sie schlanker aussehen.
- In Kombination mit guter Ernährung kann *Pilates* Osteoporose vorbeugen. Neueste Forschungsergebnisse zeigen positive Resultate in der Vorbeugung und auch Behandlung durch Übungen mit Gewichten. Wenn Sie an Osteoporose leiden, sollten Sie aber Ihren Arzt fragen, bevor Sie mit einem neuen Programm beginnen.
- Beim Problem Rückenschmerzen hat *Pilates* viel zu bieten.

Tatsache ist, dass viele Betroffene deswegen zu uns kommen. Durch die Kombination von Stärkung der Rumpfmuskulatur, Wiederherstellung des Gleichgewichts und Entspannung des Körpers mit guter Haltung lässt sich mit *Pilates* Rückenproblemen vorbeugen.

Dieses Buch ist als allgemeine Einführung in die *Pilates*-Methode gedacht. Akute Rückenschmerzen können mit Hilfe dieses Buches nicht »behandelt« werden! Es kann aber sein, dass Sie manche Übungen bereits aus der Krankengymnastik oder Physiotherapie kennen. In Zusammenarbeit mit Ihrem Arzt kann das vorliegende Buch auch in diesem Fall hilfreich sein.

Ist Pilates für mich geeignet?

Das Programm in diesem Buch ist für Männer und Frauen jeden Alters gedacht, die an ihrer Fitness, Haltung und ihrem Aussehen interessiert sind. Speziell wirksam ist es für:

- ✔ Sportler, besonders wenn sie sich im Zuge einseitiger Bewegung verletzt haben, zum Beispiel beim Golf- oder Tennisspielen.
- ✔ Darstellende Künstler wie Tänzer, Schauspieler und Musiker, für die eine gute Haltung wichtig ist.
- ✔ Menschen, die unter chronischen, haltungsbedingten Rückenschmerzen leiden.
- ✔ Alle, die nach einer längeren »Auszeit« wieder fit werden wollen.

- ✔ Die ältere Bevölkerung, um unabhängig und mobil zu bleiben.
- ✔ Frauen und Männer, die einer Osteoporose vorbeugen wollen.
- ✔ Alle, die unter Stress oder an stressbedingten Krankheiten leiden.
- ✔ Menschen mit Gewichtsproblemen.

Fragen Sie aber bitte zuerst Ihren Arzt oder einen anderen Spezialisten, bevor Sie mit *Pilates* anfangen. Im Rahmen dieses Buches können wir leider nicht auf spezielle Gesundheitsprobleme eingehen. Viele Übungen sind durchaus während und auch nach der Schwangerschaft geeignet. Wir müssten dann allerdings die nötigen Sicherheitsanweisungen geben, und das ist in diesem Buch nicht möglich. Wir hoffen, bald ein Buch für diese Zielgruppe zu schreiben!

Acht grundlegende Prinzipien von Pilates

1. Entspannung

Eine der wichtigsten Fertigkeiten, die Sie erlernen sollten, besteht darin, die Übungen ohne unnötige Verspannung auszuführen. Indem Sie sich vor, während und nach den Übungen entspannen und sich auf bestimmte Bereiche konzentrieren, werden Sie es einfacher finden, die richtige Körperhaltung zu erlangen und diese auch während der Übungen entspannt beizubehalten. Sie sollten genau den richtigen Grad von Muskelanspannung für eine Bewegung erreichen. Wenn Sie dabei auch alle umliegenden Muskeln anspannen, riskieren Sie Verletzungen.

Es besteht allerdings ein Unterschied zwischen entspannen und »total loslassen« – Letzteres führt zu unkontrollierten Bewegungen. Das Geheimnis liegt im richtigen Zusammenspiel von Entspannung und Konzentration.

2. Konzentration

»Es ist der Geist, der den Körper bildet.« Joseph Pilates zitierte Friedrich von Schiller oft und gerne. Es ist eine ziemliche Leistung, wenn man es fertig bringt, sich der Bewegung jedes einzelnen Körperteils bewusst zu sein; das zu erzielen braucht Zeit, aber es zahlt sich aus. Eine Übungsreihe, bei der man auch den Geist einsetzt, ist befriedigender und entspannender, als wenn man das Hirn in der Umkleidekabine zurücklässt.

Das macht besonders Sinn, wenn man bedenkt, dass jede Bewegung ihren Ursprung im Gehirn hat. Eine Bewegung beginnt nicht im Muskel oder im Knochen, sondern in der Großhirnrinde. Meist unbewusst visualisieren wir eine Bewegung, und das Nervensystem wählt die richtige Muskelkoordination, um die Aufgabe auszuführen. Viele alltägliche Bewegungen sind automatisiert – so müssen wir etwa unsere Beine nicht zum Gehen anweisen.

Andere Tätigkeiten verlangen anfänglich große Konzentration. Erinnern Sie sich noch an die bewussten Aktionen in Ihrer ersten Fahrstunde? Vergleichen Sie das einmal mit den schon fast automatischen Bewegungen nach jahrelanger Fahrpraxis. So ähnlich ist das auch bei der *Pilates*-Methode. Nach einiger Zeit werden Sie bemerken, dass Sie »wissen«, was Ihr Körper tut und wo Ihre Arme und Beine sind. Ihre Muskeln und Ihre Wahrnehmung werden umgeschult. Trotzdem sollten Sie dann nicht auf »Autopilot« schalten – Sie würden keine weiteren Fortschritte machen. Übungen, die auf den ersten Blick einfach erscheinen, wirken auf verschiedenen Ebenen. Wenn Sie sie richtig machen, werden Sie mit der Zeit merken, dass auch einfache Übungen »kompliziert« sind.

Diese Aufmerksamkeit kann auch durch Vergegenwärtigung von Bildern unterstützt werden. Dadurch funktioniert das Nervensystem besser und wählt die richtige Kombination von Muskeln, um eine Bewegung auszuführen. In ihrem Buch »Human Movement Potential. Its Ideokinetic Facilitation« beschreibt Lulu Swiegard, wie durch bildhaftes Denken Muskeln umgeschult werden können. Ein Beispiel: Sie erzielen einen besseren Erfolg, wenn Sie sich bei einer Übung vorstellen, von am Scheitel befestigten Luftballons nach oben gezogen zu werden, als wenn Sie sich einfach vornehmen, ganz aufrecht zu stehen. *Pilates* verwendet viele dieser bildhaften Vorstellungen, um die richtigen Bewegungen zu erreichen.

3. Koordination

Sie sollten aber nicht nur konzentriert arbeiten, sondern die Bewegungen auch koordinieren, das heißt, sich dessen bewusst sein, was Sie gerade tun oder tun wollen. Ihr innerer Orientierungssinn oder der kinästhetische Sinn wird sich mit *Pilates* verbessern. Überall im Körper befinden sich Nerven, die zum Beispiel registrieren, was Hände, Arme und Füße gerade tun. Diese Nerven senden Botschaften ans Gehirn, die dort ausgewertet werden. Das Kleinhirn ist ein wichtiger Teil des Gehirns, der Bewegung, Koordination und Ausrichtung kontrolliert. Es verarbeitet nicht nur die Informationen darüber, wo Sie sich im Raum befinden, sondern auch darüber, wo Sie gerade waren oder wohin Sie sich bewegen werden. Denken Sie an eine Rolltreppe: Während Sie einen Schritt machen, kommt Ihnen Ihr Gehirn zuvor und berechnet die Bewegung der Stufe. Bleibt die Rolltreppe plötzlich stehen, bringt Sie das kurzfristig aus dem Gleichgewicht.

Um den kinästhetischen Sinn zu entwickeln, sollten Sie auf diese Nervenbotschaften achten und lernen, diese auszuwerten. Das zentrale Nervensystem kann dann die optimale Muskelkombination wählen, um eine Bewegung zu vollziehen. Am Anfang ist das ein Versuch. Mit der Zeit gewöhnen Sie sich jedoch an die Bewegungen, Sie werden weniger ungeschickt sein, und die Bewegungen werden verfeinert. Genau dieser Prozess ist es – sich eine neue Fertigkeit anzueignen, das Training der Geist-Körper-Verbindung –, der so wichtig ist. Er wird Ihnen auch in anderen Lebensbereichen nützlich sein, nicht nur bei diesen Übungen.

Wenn Sie die Übungen angehen, werden Sie entdecken, dass Ihre Arme und Beine »eigene Ideen« haben. Sie glauben, Ihr Fuß sei durchgestreckt, in Wirklichkeit aber ist er gebeugt. Die Übungen wurden so konzipiert, dass Sie sich behutsam daran gewöhnen können. Sie werden lernen, Ihren Körper auf allen Ebenen zu beherrschen. Am Beginn scheint es unmöglich, den komplizierten Anweisungen zu folgen. Sie werden vielleicht sagen: »Wie kann ich mein Bein heben, den Nabel zur Wirbelsäule bringen, zugleich atmen und meinen Nacken entspannen?« Manche von uns haben eine bessere Koordination als andere, aber zum Glück ist diese Fertigkeit erlernbar. Mit *Pilates* sind Sie auf dem richtigen Weg!

4. Ausrichtung

Der Körper stellt ein geschlossenes System dar; ist ein Teil nicht in der richtigen Position, verändert das die ganze Struktur. Stellen Sie sich ein Haus mit schiefem Fundament vor, bei dem die Stabilität natürlich beeinträchtigt sein wird. Das hat auch Auswirkungen auf das »Innenleben« des Gebäudes, etwa das Leitungssystem der Elektro- und Wasserversorgung.

Ihre allgemeine Gesundheit und das Wohlbefinden werden von Ihrer Haltung beeinflusst.

Stellen Sie sich den Körper als einen Satz von Bausteinen vor ...

Unser Körper ist so gebaut, dass das Gewicht durch das Zentrum jedes Gelenks geht – das Gewicht des Schädels durch den ersten Wirbel, das Gewicht des Schädels und des ersten Wirbels durch das Zentrum des zweiten Wirbels und so weiter: durch die Wirbelsäule, die Hüfte, das Knie, den Knöchel und den Fuß. Wenn aber – wegen einer Verletzung oder schlechter Haltung – sich das Gewicht nach vorn, nach hinten oder zur Seite verschiebt, wird ein Teil des Gelenks zu stark belastet. Muskeln arbeiten in Gruppen, um Knochen zu bewegen. Sie arbeiten nie isoliert und können nur ziehen und nicht drücken. Eine Muskelgruppe zieht sich zusammen,

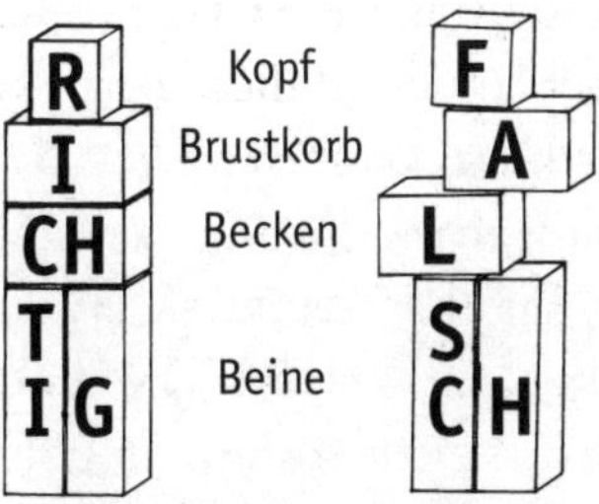

Sie können auf einen Blick die Auswirkungen von schlechter Haltung erkennen.

Damit sich ein Muskel zusammenziehen kann, muss sich der gegenwirkende Muskel entspannen.

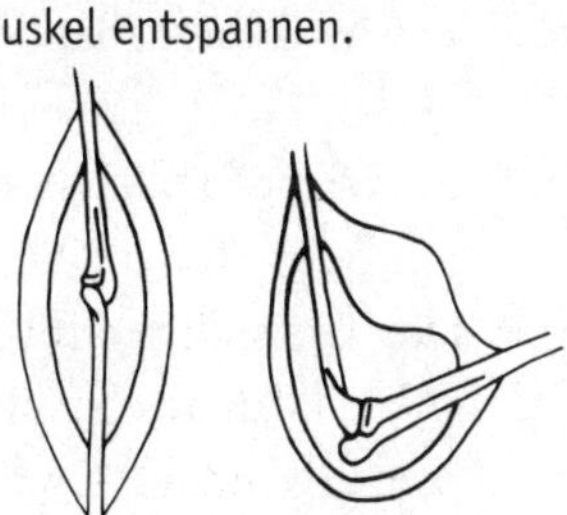

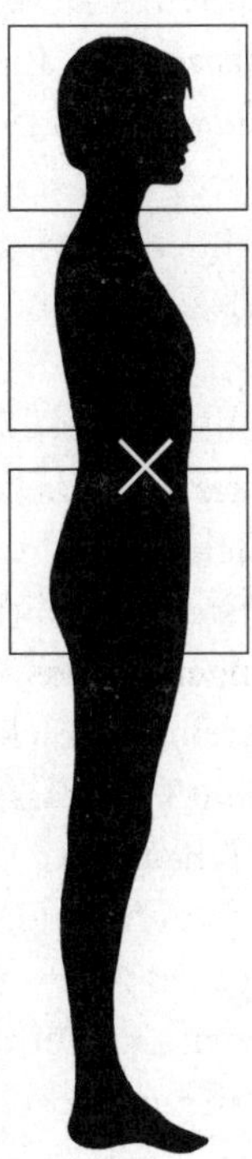

Die drei »Hauptgewichte« des Körpers sind übereinander in Balance.

Der Schwerpunkt liegt hinter dem Nabel, vor dem dritten und vierten Lendenwirbel.

während sich die gegenspielende Muskelgruppe entspannt und daher verlängern muss.

Wenn ein Muskel dominiert, dann arbeiten die anderen Muskeln weniger. Muskeln können sich verkürzen, aber auch zu sehr dehnen. Auf jeden Fall ist das Gleichgewicht der Muskeln gestört, und es ist nur eine Frage der Zeit, bis sich Schmerzen einstellen.

Schlechte Haltung kann jedoch durch das richtige Programm behoben werden. *Pilates* stellt die Balance in Ihrem Körper wieder her, aus diesem Grund sind wir so pedantisch auf die Ausrichtung von Füßen, Hals und Gliedmaßen bedacht. Ziel ist die optimale Ausrichtung des Körpers.

Wenn Sie die vorgestellten Übungen regelmäßig durchführen, wird es nicht lange dauern, bis Ihr Freundeskreis eine deutliche Verbesserung Ihrer Silhouette bemerkt. Die äußere Veränderung hat auch eine innere Veränderung zur Folge: Lebensnotwendige innere Organe werden korrekt von straffen Muskeln unterstützt und funktionieren dadurch besser.

Es gibt ein Haltungsideal, das wir anstreben. Beachten Sie die Ausrichtung der Wirbelsäule und des Beckens in der Zeichnung auf Seite 29 rechts: Eine neutrale Position, ein Rücken, der weder zu sehr gekrümmt noch zu gerade ist, ist das Ziel. Vergleichen Sie dieses Ideal mit den klassischen Haltungsschäden auf Seite 44.

Der Winkel zwischen Becken und Wirbelsäule ist sehr wichtig, ganz egal, ob Sie sitzen, liegen oder stehen. Versuchen Sie einmal, wie nachfolgend beschrieben, den richtigen Winkel, die »neutrale Nord-Süd-Position«, zu finden. Prägen Sie sich diese Position gut ein – wir kommen bei vielen Übungen immer wieder darauf zurück.

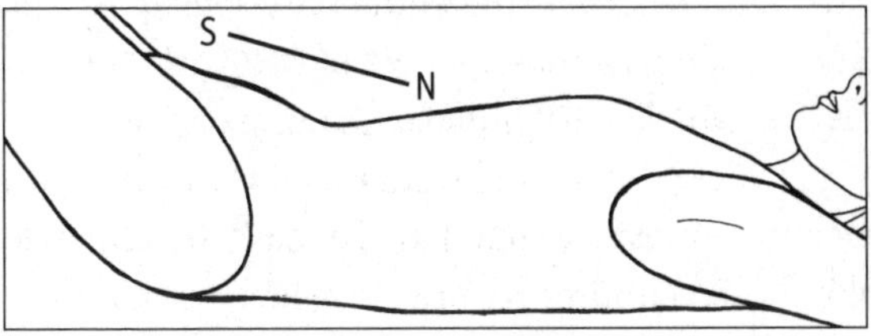

Legen Sie sich auf den Rücken: gebeugte Knie, langer Nacken, Füße parallel, Ellbogen offen, Hände ruhen auf dem Bauch. Stellen Sie sich vor, dass ein Kompass auf Ihrem Bauch liegt. Der Bauchnabel ist die Nord-Position auf dem Kompass, das Schambein die Süd-Position.

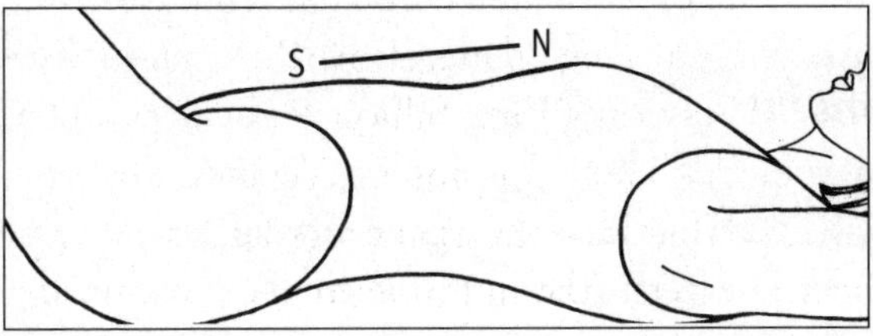

Kippen Sie Ihr Becken mit Hilfe der Bauchmuskulatur in die Nord-Position. Der untere Rücken wird dadurch flach an den Boden gedrückt, die natürliche Krümmung des Lendenwirbelbereichs verschwindet.

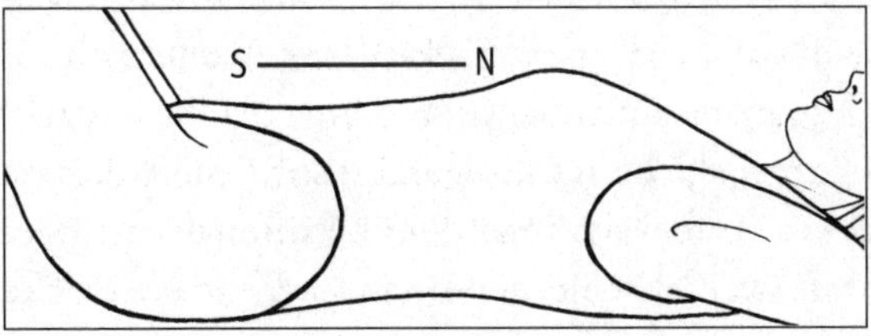

Jetzt lassen Sie das Becken in die Süd-Position kippen. Der untere Rücken wird hohl. Achtung: Vermeiden Sie bei Rückenbeschwerden ein extremes Hohlkreuz!

Wiederholen Sie diese Bewegungen einige Male. Dann versuchen Sie, die optimale, neutrale Position zu finden, die genau zwischen den beiden Extrempositionen liegt.

Das Gleiche gilt für Osten und Westen: Kippen Sie das Becken jeweils in die entsprechende Richtung, und finden Sie auch hier die neutrale Position. Die natürlichen Krümmungen der Wirbelsäule bleiben erhalten.

5. Atmung

Es ist eine traurige Tatsache, dass die wenigsten von uns richtig atmen. Die Natur hat uns mit einem wunderbaren Lungenpaar ausgestattet. Aber wir nützen die Lungen nicht voll aus, und das bringt Nachteile mit sich. Tief und voll zu atmen hat den Vorteil, dass das zirkulierende Blut die Zellen stimuliert und zugleich Abfallprodukte abführt. Diese Abfallstoffe verursachen oft Müdigkeit. Das Blut sollte sauerstoffreich sein und Abfallgase abstoßen. Ihre allgemeine Gesundheit hängt von der Leistungsfähigkeit Ihrer Atmung ab.

Fordert man einmal jemanden auf, tief einzuatmen, hebt derjenige meist Schultern und Brustkorb und wölbt den oberen Rücken. Dabei wird nur der obere Teil der Lungen beansprucht. *Pilates* lehrt Sie, den Brustkorb und die Rückenmuskeln voll auszudehnen.

Versuchen Sie die folgende einfache Übung, um besser zu verstehen, von welchen Muskeln die Rede ist:

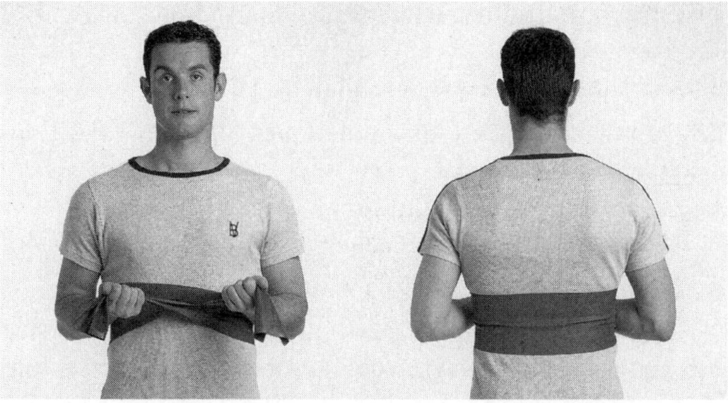

Sitzen oder stehen Sie, wickeln Sie einen Schal um den unteren Rippenbogen, die Enden des Schals überkreuzen Sie vorn.

Ziehen Sie die beiden Enden des Schals leicht straff, atmen Sie ein und erlauben Sie, dass sich der Schal ausdehnt. Beim Ausatmen ziehen Sie leicht an den Schalenden, das hilft Ihnen, die Lungen zu leeren und den Brustkorb zu entspannen.

Achten Sie darauf, das Brustbein nicht zu sehr anzuheben. Dieses »Seitenatmen« oder »Brustkorbatmen« verbessert die Qualität und Leistungsfähigkeit der Atmung.

Wichtig ist auch der Rhythmus beim Atmen. Jede Übung hat ihr eigenes Atemmuster, je nachdem, welche Muskeln beansprucht werden sollen. Meistens gilt die »goldene Regel«:

- Atmen Sie zur Vorbereitung ein.
- Atmen Sie aus, wenn Sie die Bewegung ausführen.

Wenn Sie während der Bewegung ausatmen, ist es einfacher zu entspannen, aber auch den Unterbauchmuskel zu aktivieren. Außerdem wird verhindert, dass Sie den Atem anhalten, was zu erhöhtem Druck auf den Beckenboden führen kann.

Anfangs finden Sie das Zusammenspiel von Atmung und Bewegung womöglich schwierig. Üben Sie weiter, das Endresultat zahlt sich aus!

6. Bewegung

Bewegung ist ein Zeichen von Leben. In der Kindheit fühlen wir uns in unserem Körper wohl, und er befindet sich normalerweise im Gleichgewicht. Wir genießen Bewegung, weil wir durch Bewegung lernen. Wenn wir aber älter werden, haben verschiedene Belastungen negative Auswirkungen auf unser körperliches Wohlbefinden. Häufig bewegen wir uns dann nicht mehr so gerne und oft sogar nur unter Schmerzen. Thérèse Bertherat beschreibt das in ihrem Buch »The Body Has Its Reasons« (über die Mezières-Methode) so: »Es ist, als hätte man 26 Buchstaben zur Verfügung, verwendet aber nur Wörter, die aus den ersten fünf Buchstaben bestehen!« Schon in sehr jungen Jahren werden Kinder dazu aufgefordert, nicht »herumzuzappeln«, sondern still zu sitzen. Dabei ist es viel natürlicher, in Bewegung zu sein, als steif auf einer Schulbank zu sitzen. Können Sie sich daran erinnern, wann Sie das letztemal vor Freude buchstäblich aufgesprungen sind? Unser Körper vermisst diese spontane Freiheit. Wenn wir aber mit »eingerosteten« Gelenken nach einer

Phase des Nichtstuns versuchen, Sport wie in jungen Jahren zu betreiben, ohne also wirklich fit dafür zu sein, kommt es sehr oft zu Verletzungen.

Die Übungen in diesem Buch beinhalten eine breite Palette von Bewegungen, besonders auch solche, die Sie im Alltag nicht vollziehen. Sie führen sanfte und kontrollierte Bewegungen aus, die Ihre Gesundheit wiederherstellen, damit Sie nach Herzenslust springen können! Es kann durchaus vorkommen, dass durch ungewohnte Bewegungen Emotionen freigesetzt werden. Wir machen mit unserem Körper Erfahrungen, und diese werden in unseren Muskeln »gespeichert«. Durch Bewegung können diese Erinnerungen freigesetzt werden – das ist ein wichtiger Teil des Heilungsprozesses.

Alle Übungen haben ihre eigene Geschwindigkeit und auch ihren eigenen Rhythmus. Manche sind sehr langsam (z. B. »Das Rad«, Übung 12), andere verlangen schnellere Bewegungen (z. B. »Die Hundert«, Übung 24). Machen Sie die Übungen aber nicht in Hast und Eile, sondern ruhig, abgerundet und gleichmäßig. Zu schnelle und ungenaue Bewegungen verursachen Verspannungen, das »High«, das man so oft von Aerobic bekommt, kann Verletzungen tarnen. Wenn Sie zu lauter Musik auf und ab springen, hören Sie nicht mehr auf Ihren Körper. Zu schnelle, »zackige« Bewegungen lösen den »Streckreflex« aus. Muskeln sind elastisch und verhalten sich wie ein Gummiband: Wenn man zu ruckartig daran zieht, ziehen sie sich zusammen. Damit erreichen Sie genau das Gegenteil von dem, was Sie erzielen wollen. Besser ist langsames, entspanntes Dehnen, dann hat der Muskel genug Zeit, sich zu strecken. Ruckartige Bewegungen schaden überdies den Gelenken.

Erstaunlicherweise ist es schwieriger, eine Übung langsam zu machen, denn man kann nicht so leicht »schwindeln«. Auch ohne einen Lehrer, der Sie darauf aufmerksam machen würde, sollten Sie erkennen, dass zu schnelle und »schlampige« Bewegungen nicht gut für Sie sind.

Die Energie im Muskel kann von außen nach innen, zum Zentrum, fließen. Das ist der Fall, wenn sich der Muskel zusammenzieht. Oder aber sie fließt von innen nach außen, also aus dem Zentrum weg, wenn er sich streckt. Achten Sie auf fließende Bewegungen, die von einem starken Zentrum nach außen gehen.

7. Zentrieren

Das Schaffen eines starken Zentrums steht im Brennpunkt der *Pilates*-Methode. Es ist die Voraussetzung jeder Übung. Joseph Pilates sprach von einem »girdle of strength« – einem starken Gürtel, einer Art Muskelkorsett, das sich um Ihre Mitte schmiegt. Dieser Ausdruck leuchtet ein, wenn man die anatomischen Grundlagen der Bauchmuskeln und der Wirbelsäule bedenkt.

Die Bauchmuskulatur stützt die Wirbelsäule und die inneren Organe. Wie ein natürliches Korsett verschränken sich die Muskeln um den Rumpf. Das verhindert das Verschieben von Wirbeln.

Die Muskeln Transversus abdominis, Obliquus internus abdominis, Obliquus externus abdominis und Rectus abdominis stützen das Zentrum. Sie sind nicht nur dazu da, den Rumpf zu beugen, zu strecken oder zu drehen – sie sind

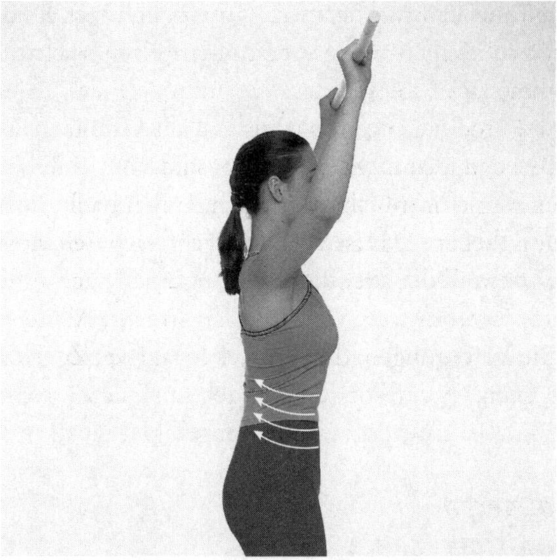

Nehmen Sie den Nabel zur Wirbelsäule.

auch für die Haltung zuständig. Der wichtigste Muskel ist der Transversus abdominis, ein tief liegender Bauchmuskel, der in vielen anderen Fitness-Programmen vernachlässigt wird. Speziell über diesen Muskel wurde in letzter Zeit Forschung betrieben, mit dem Resultat, dass er hauptsächlich die untere Wirbelsäule stabiliert. Zusammen mit dem Multifidus-Muskel (ein Teil der Erector-spinae-Gruppe) und dem Beckenboden bildet er ein natürliches Korsett. Wenn auch nur einer von diesen Muskeln schwach ist, hat das Auswirkungen auf die Stabilität des unteren Rückens.

Unser Ziel ist es, diese Hauptmuskeln auf Ausdauer zu trainieren. Alle Übungen, ob liegend, sitzend oder stehend, verlangen ein starkes Zentrum. Zuerst müssen Sie diese Muskeln

»finden« und dann isoliert den Unterbauch zur Wirbelsäule bringen. So ähnlich wie ein Knopf bei einer Matratze, geht der Nabel zur Wirbelsäule.

Das ist der Ausgangspunkt für fast alle Übungen. Zentrieren heißt, den Rumpf stabil halten und vom stabilen Zentrum aus zu strecken und zu dehnen. Dabei bleibt der untere Rücken geschützt. Deshalb konzentrieren wir uns beim Atmen auch auf die Brustkorbatmung.

Wenn Sie die Übungen richtig machen, aktivieren Sie in einer Stunde *Pilates* hundertmal die Bauchmuskulatur. Kein Wunder, dass dabei ein starkes Zentrum gebildet wird!

8. Kondition

Die »Haltungsmuskeln« brauchen Durchhaltevermögen und Kraft. Das Ziel ist wie gesagt, die für die Haltung zuständigen Muskeln auf Ausdauer zu trainieren. Wenn Sie sich an *Pilates* gewöhnt haben, werden Sie merken, dass anfangs schwierige Bewegungen mit der Zeit viel leichter werden.

Dieser Fortschritt geht allmählich, aber dafür stetig vonstatten.

Zusammenfassung der acht Prinzipien

1. **Entspannung:** Gehen Sie entspannt an die Übungen heran. Überanstrengen Sie sich nicht. Entspannung heißt aber nicht, total »abzusacken«.

2. **Konzentration:** Um Kontrolle zu bewahren, müssen Sie sich darauf konzentrieren, was Sie tun wollen. Bildhaftes Denken verhilft Ihnen zu richtigen Bewegungen.

3. **Koordination:** Besseres Körperbewusstsein bedeutet bessere Koordination. Durch Wiederholung werden Bewegungen verfeinert.

4. **Ausrichtung:** Achten Sie auf die korrekte Ausrichtung der Körperteile. Bevor Sie mit einer Bewegung beginnen, gehen Sie im Geist die folgende Checkliste durch:
   - Achten Sie auf die neutrale Nord-Süd-/Ost-West-Position (siehe Seite 31).
   - Wirbelsäule immer »lang machen«.
   - Der Nacken bleibt lang und entspannt.
   - Denken Sie an Ihre Füße.

5. **Atmung:** Nicht vergessen, weit und voll zu atmen:
   - Zur Vorbereitung einatmen.
   - Bei der Bewegung ausatmen.

6. **Bewegung:** Fließende, ruhige und langsame Bewegungen; vom Zentrum aus strecken.

7. **Zentrieren:** Starkes Zentrum; Nabel zur Wirbelsäule vor jeder Bewegung.

8. **Kondition:** Bilden Sie langsam Ausdauer und Kraft; gehen Sie es nicht zu hart an.

Erkenne dich selbst

Wo immer in der Welt Sie ein *Pilates*-Studio betreten, werden Lehrer bzw. Lehrerin zuerst mit Ihnen sprechen, um sich ein Bild von Ihrem allgemeinen Gesundheitszustand zu machen. Akute, aber auch alte Verletzungen sowie »Problemzonen« werden angesprochen. Unter anderem stellt man Ihnen folgende Fragen: »Was möchten Sie mit *Pilates* erreichen?« »Wie viel Zeit haben Sie für *Pilates*?« In der Regel wird man sich auch nach Ihrer Arbeit, Ihren sportlichen Aktivitäten und Hobbys erkundigen, um festzustellen, ob Sie beispielsweise viel sitzen, schwer heben oder wiederholt einseitige Bewegungsabläufe machen. Erst danach analysiert der Lehrer Ihre Haltung, die Bewegungsfreiheit, Verspannungen und notiert ein auffälliges Ungleichgewicht.

Falls Sie, wie wohl viele Leser, kein *Pilates*-Studio in Ihrer Nähe haben, sollten Sie versuchen, Ihre Fitness selbst einzuschätzen, und zwar anhand einer Skala von 1 bis 10.

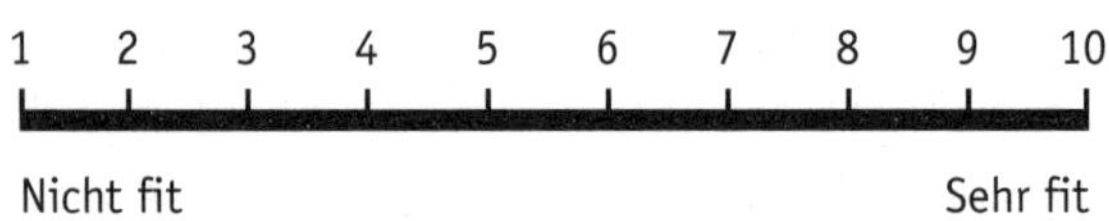

Wenn Sie sich bei 6 einstufen, sollten Sie sich fragen, warum Sie nicht 10 Punkte erreicht haben, aber auch, warum Sie nicht bei 1 liegen.

Wie verbringen Sie Ihren Tag? Überlegen Sie, welche Bewegungen Sie häufig ausführen und ob sich dahinter ein Muster verbirgt? Vielleicht verstehen Sie dann, warum Ihre Schultern und Ihr Rücken verspannt sind.

Stellen Sie sich vor einen Spiegel und überprüfen Sie Ihre Haltung:

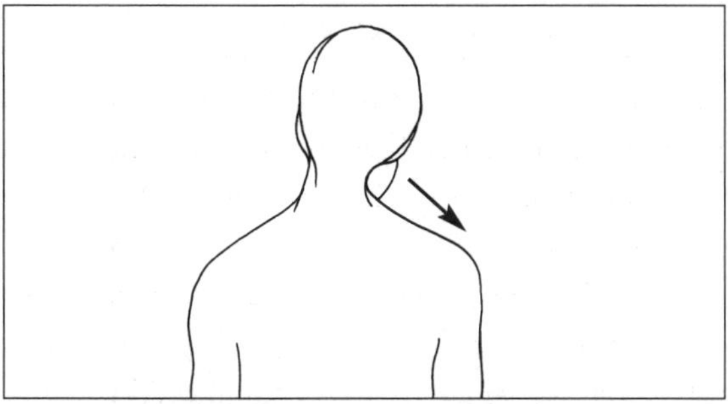

Halten Sie Ihren Kopf mehr auf eine Seite?

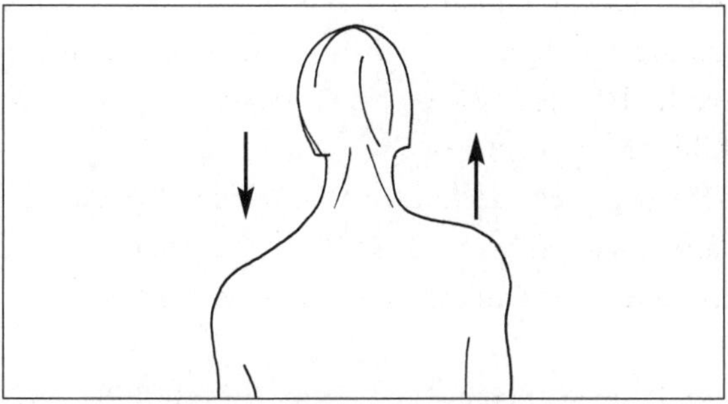

Ist eine Schulter höher als die andere?

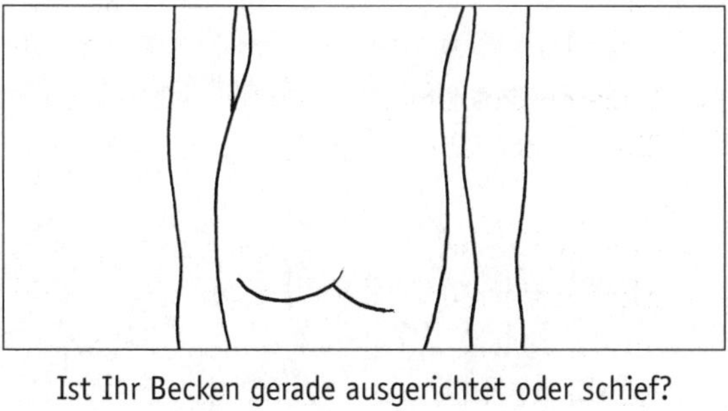

Ist Ihr Becken gerade ausgerichtet oder schief?

Schauen Sie sich die Zeichnungen gut an – welche kommt der Stellung Ihrer Knie am nächsten?

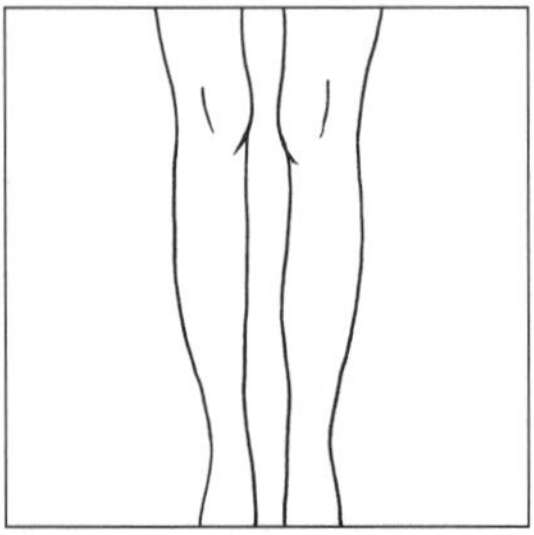

Schauen Ihre Knie zueinander?

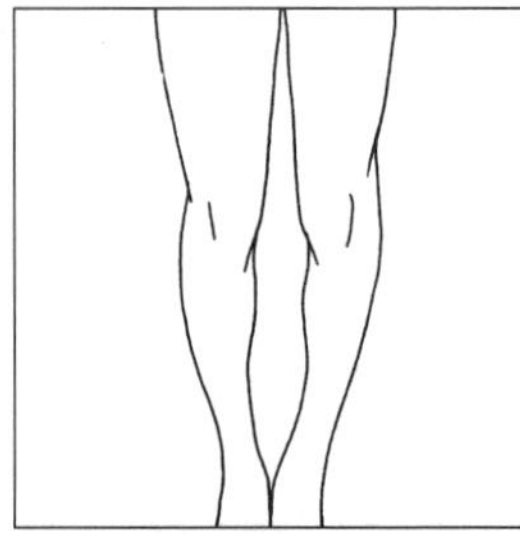

Haben Sie O-Beine?

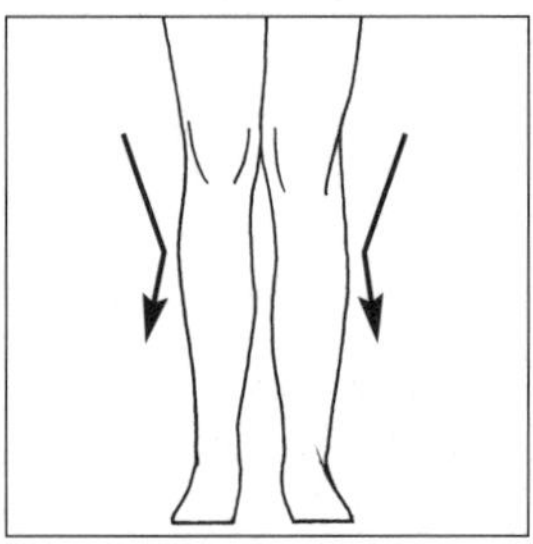

Haben Sie X-Beine?

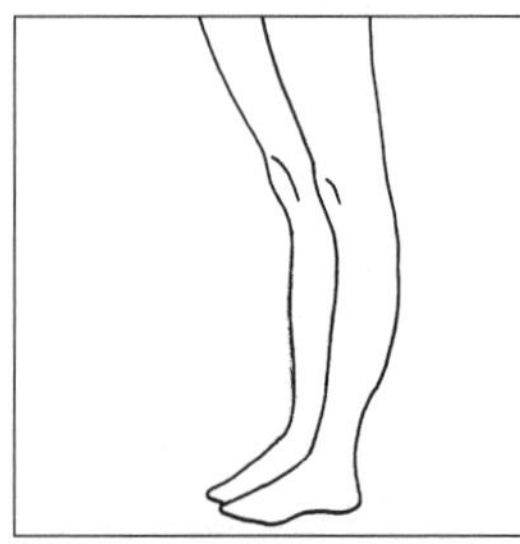

Biegen sich Ihre Knie nach hinten durch?

Schauen Sie auf Ihre Füße und Knöchel: Drehen sich Ihre Füße nach außen oder nach innen (siehe Seite 153)?

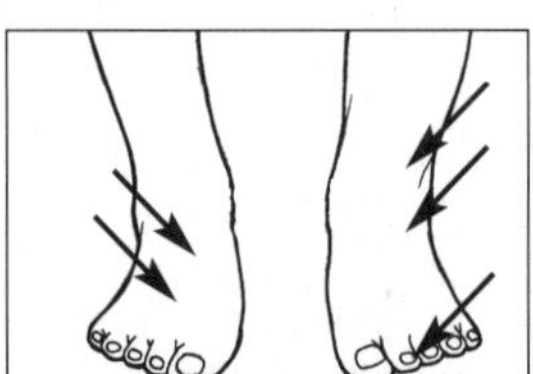

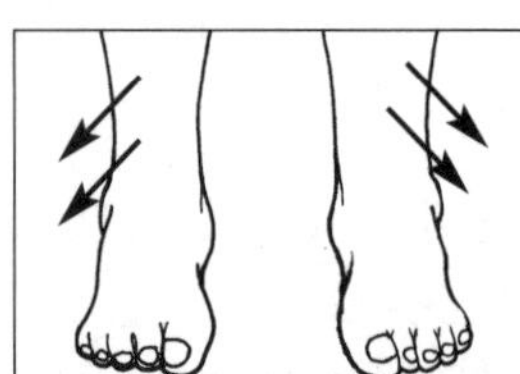

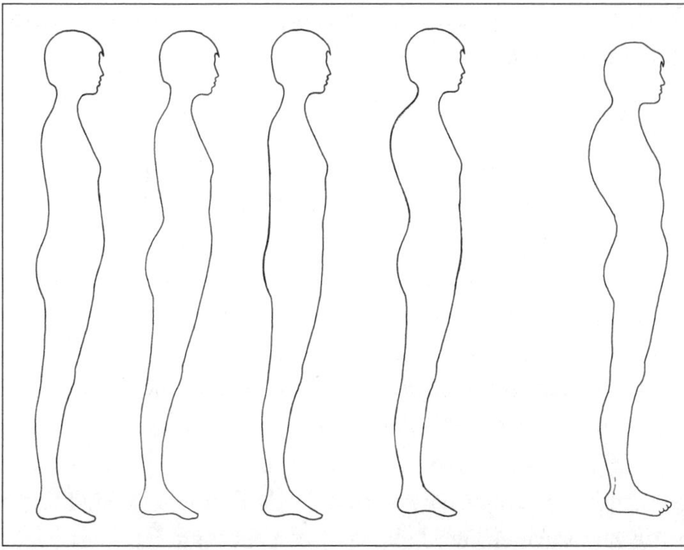

Wölbt sich Ihr Bauch heraus?

Haben Sie ein Hohlkreuz, oder ist Ihr unterer Rücken ganz flach und ohne Krümmung (siehe Seite 230)?

Strecken Sie Ihren Kopf nach vorn? Haben Sie runde Schultern (siehe Seite 231)?

Halten Sie sich eher zurückgelehnt (siehe Seite 231)?

Wenn Ihnen auffällt, dass Ihr Kopf etwas schief sitzt, Ihre Schultern nicht auf einer Linie sind und auch das Becken nicht gerade ausgerichtet ist, kann es sein, dass Ihre Wirbelsäule seitlich verschoben ist, das heißt, es hat sich ein Haltungsfehler eingeschlichen (Skoliose, siehe Seite 232).

Bedingt durch unseren genetischen Code, unterscheiden wir uns bezüglich der Größe und des Gewichts. Manchmal ist es schwer zu sagen, ob man ein Hohlkreuz hat oder einen großen Po. Die skizzierten Körperlinien geben Ihnen eine

Richtlinie für die eigene Einstufung (lehnen Sie sich mit dem Rücken an die Wand).

Vergleichen Sie Ihre Haltung dann mit der Idealhaltung auf Seite 29 – nicht um zu urteilen, sondern um eine Vorstellung Ihres Ziels zu erhalten.

Pilates kann Ihren Knochenbau nicht verändern, trägt jedoch maßgeblich dazu bei, Ihr volles Potential zu entwickeln. Mit oder ohne Training bleiben grobe Knochen grob, allerdings können wir Ihnen helfen, Ihre volle Größe und eine optimale Figur zu erreichen.

Das letzte Kapitel dieses Buches, »Übungen zur Korrektur allgemeiner Haltungsfehler« (Seite 229), beschreibt verschiedene Haltungsschäden und empfiehlt entsprechende Übungen. Die wenigsten Menschen sind jedoch einer einzigen Kategorie zuzuordnen, weshalb die Einschätzung oft nicht leicht ist. Sollten Sie Zweifel haben, wenden Sie sich an Ihren Arzt.

Los geht's

Was brauchen Sie?

Die beste Zeit für die Übungen ist der Nachmittag oder Abend, da Ihre Muskeln dann durch die täglichen Aktivitäten schon aufgewärmt sind. Wenn Sie lieber morgens trainieren, sollten Sie mehr Zeit mit dem Aufwärmen verbringen. Klassische Hintergrundmusik hilft vielen beim Entspannen. Ihre Kleidung sollte warm und bequem sein, keinesfalls darf sie Ihre Bewegungsfreiheit einschränken. Ziehen Sie die Schuhe aus, tragen Sie rutschsichere Socken, noch besser üben Sie barfuß.

Sie brauchen für Pilates:

- Wärme und Ruhe (schalten Sie den Anrufbeantworter ein!).
- Eine dicke Matte oder Decke. Versuchen Sie die Übungen nicht auf dem Teppich, Sie könnten dabei Ihre Wirbelsäule verletzen. Betten sind andererseits zu weich.
- Genug Bewegungsraum. Suchen Sie sich einen Platz, wo Sie nicht jedes Mal die Möbel verstellen müssen. Eine freie Wand ist nützlich.
- Ein kleines, flaches, festes Polster als Unterlage für Kopf und Nacken, ersatzweise ein zusammengefaltetes Handtuch. Bei Nackenproblemen ist ein großes, festes Polster nötig.
- Einen Stab (z. B. aus Bambus) oder Besenstiel.
- Einen langen Schal.
- Einen Tennisball.

Hanteln und Gewichte

Für eine Übungsserie in diesem Buch brauchen Sie Hanteln und Gewichte. Natürlich können Sie die Übungen auch ohne Gewichte machen, oder Sie improvisieren einfach! Versuchen Sie es doch mit einem Säckchen Reis oder einer Dose Gemüse für die Armübungen.

Beim Kauf von Hanteln müssen Sie daran denken, dass auf der Verpackung normalerweise das Gesamtgewicht beider Hanteln angegeben ist. Wenn das Paar also ein Gewicht von 1,5 Kilo hat, wiegt jede Hantel 750 Gramm. Beachten Sie bei diesen Übungen die Hinweise im Abschnitt »Arbeiten mit Gewichten« (auf Seite 181).

Wie lange und wie oft sollten Sie Pilates-Übungen machen?

Sie sollten sich ehrliche und auch realistische Ziele setzen. Wenn Sie sie zu hoch ansetzen, werden Sie frustriert sein, wenn Sie das Ziel nicht erreichen. Gehen Sie es aber auch nicht zu hart an. Es ist besser, sanft anzufangen und die Übungen langsam zu steigern. Wenn Ihnen dieses Programm Spaß macht, dann nehmen Sie sich genügend Zeit dafür! Je öfter Sie diese Übungen machen, umso schneller werden Sie positive Veränderungen feststellen.

Eine Bemerkung am Rande: Das Arbeiten mit Gewichten sollten Sie maximal dreimal pro Woche durchführen, sonst überanstrengen Sie die Muskeln. Ideal sind drei Übungseinheiten pro Woche, die Sie nach und nach bis zu jeweils einer Stunde Dauer steigern.

Und noch ein Rat: Sie haben viel mehr davon, fünf Übungen sorgfältig zu machen, als fünfzehn »schlampig«!

Wann sollten Sie Pilates nicht machen?

- Wenn Sie sich unwohl fühlen – dann bringt ein Training nichts.
- Nach einer deftigen Mahlzeit.
- Nach Alkoholkonsum.
- Nach Einnahme von schmerzstillenden Medikamenten, weil dadurch warnende Schmerzen unterdrückt werden.
- Bei verletzungsbedingten Schmerzen sollten Sie vorher Ihren Arzt fragen.
- Wenn Sie in ärztlicher Behandlung sind oder Medikamente nehmen, müssen Sie vorher den Arzt fragen.

Achtung: Sie sollten immer den Arzt fragen, wenn Sie mit einem neuen Übungsprogramm anfangen. Bei Schmerzen bitte sofort mit der Bewegung aufhören!

Einige Übungen könnten durchaus auch in der Schwangerschaft durchgeführt werden. Dieses Buch ist jedoch nicht speziell auf diese Zielgruppe ausgerichtet, da es für Schwangere genauerer Anleitungen bedarf.

Wie Sie dieses Buch verwenden sollten

Das Buch ist so konzipiert, dass Sie schnell sehen, worauf es bei einzelnen Bewegungen ankommt und was Sie erreichen sollten.

Auf der linken Seite sind beschrieben:

- Das Ziel der Übung.
- Die Hauptmuskeln, die bei der Übung zum Einsatz kommen (wir nennen nur die wichtigsten Muskeln).
- Bildhafte Vorstellungen, die sehr hilfreich sein können.
- Hinweise auf die acht *Pilates*-Prinzipien.

- Eine Checkliste – worauf Sie ein *Pilates*-Lehrer aufmerksam machen würde.
- Warnungen – wo notwendig.

Sie sollten immer zuerst die linke Seite lesen, bevor Sie die Übung auf der rechten Seite versuchen – mit einer Ausnahme: »Entspannungsposition«, Übung 4 (Seite 63).

Nachdem Sie die linke Seite gelesen haben, lesen Sie die rechte Seite mit der Beschreibung der Übungsschritte mehrmals durch. Sie sollten ein klares Bild von dem Bewegungsablauf haben, bevor Sie mit der Übung anfangen.

Nehmen Sie immer die angegebene Ausgangsposition ein, danach folgen Sie den Anleitungen der Reihe nach.

Niemand erwartet von Ihnen, dass Sie bei jeder Trainingseinheit alle Übungen hintereinander machen. Konzentrieren Sie sich am Anfang auf ein paar Übungen pro Einheit.

Nach einer gewissen Zeit werden Sie die linke Seite nicht mehr lesen müssen, erinnern Sie sich aber stets an die Checkliste.

Eine Übungseinheit sollte immer mit »Aufwärmen« (Seite 51–102) beginnen und mit »Entspannen« (Seite 209–214) ausklingen. Aus den anderen Übungen treffen Sie jeweils Ihre Auswahl.

Am Ende des Buches (Seite 215–232) finden Sie Vorschläge, wie Sie Übungseinheiten gestalten können.

Noch eine Bemerkung zur Atmung: Am Anfang werden Sie es schwierig finden, den Atem zu koordinieren. Geben Sie aber nicht auf, denn die Atmung ist ein wichtiger Teil der Bewegung. Seien Sie geduldig und üben Sie weiter, mit der Zeit wird das schon …

Am wichtigsten ist, dass Sie den Atem nicht anhalten, sondern während der Bewegung weiteratmen. Wenn Sie den Rhythmus verlieren, atmen Sie einfach ganz natürlich weiter.

Das Aufwärmen

Übung 1
Entspannte Stehen

Ziel: Entspanntes Stehen im Gleichgewicht.

Gekrümmt und am Stock gehen –
ist es das, was uns blüht?

Wenn Sie Menschen beobachten, die sich »gut halten«, werden Sie bemerken, dass sie selbstbewusst, gesammelt und im Einklang mit sich und ihrer Umwelt wirken. Wir erben bestimmte Charakteristika von unseren Eltern: Statur, Knochenbau, Zustand von Bändern und Muskeln. Aber es ist die Art und Weise, wie wir unseren Körper benutzen, die unsere Haltung bestimmt. Bewegungsmangel, Krankheiten, Verletzungen, körperliche und seelische Befindlichkeit, Stress am Arbeitsplatz und falsche Ernährung – all das hat Auswirkungen auf unsere Haltung. Schlechte Angewohnheiten bei der Körperhaltung verursachen die größten Schäden, aber mit der entsprechenden Fähigkeit zur Wahrnehmung können wir lernen, diese Risiken zu kontrollieren.

Wir werden mit allen Muskeln arbeiten, die für die Haltung zuständig sind, uns aber auf bestimmte Hauptmuskeln ganz besonders konzentrieren.

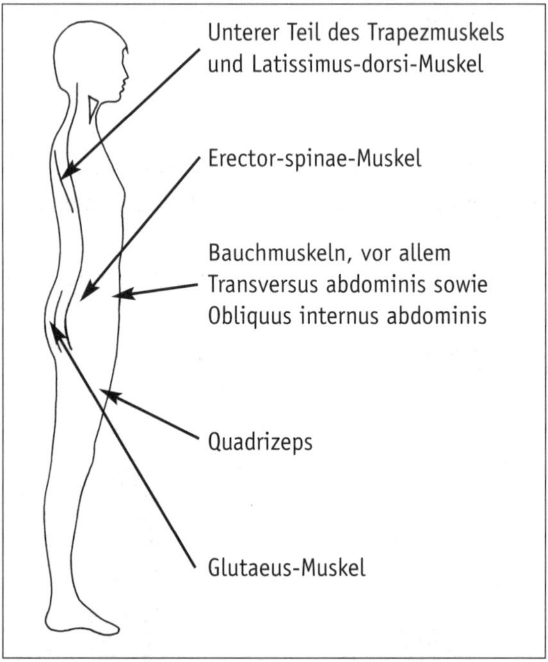

Eine Warnung zum Anfang

Gehen Sie es nicht zu hart an, Sie verursachen sonst Verspannungen. Wir arbeiten auf einen natürlichen Stand hin, völlig im Gleichgewicht, ohne Anspannung, langer Rücken, die Schultern entspannen, der Nacken soll frei sein und die Gelenke locker. Stützen Sie den Lendenwirbelbereich sanft mit Ihrer Bauchmuskulatur. Dabei nicht verkrampfen, sonst blockieren Sie Ihre Hüften. Bleiben Sie fortwährend in Bewegung. Haltung ist eine dynamische Sache, nichts Steifes und Starres. Denken Sie an die Weide und die Eiche – wir wissen ja, welche von beiden den Sturm übersteht …

Lesen Sie die folgenden Anweisungen aufmerksam durch:

1. Wenn möglich, führen Sie die Übung zur Kontrolle vor einem Spiegel durch. Stehen Sie in leichter Grätsche, ungefähr hüftbreit, die Füße parallel ausgerichtet.
2. Ihr Gewicht sollte gleichmäßig im Zentrum beider Fußflächen verteilt sein: Die große, die kleine Zehe und die Ferse bilden ein Dreieck.
3. Halten Sie Ihre Beine gerade, aber nicht steif durchgestreckt, bleiben Sie leicht locker in den Knien.
4. Lockern Sie die Muskeln in den Oberschenkeln.

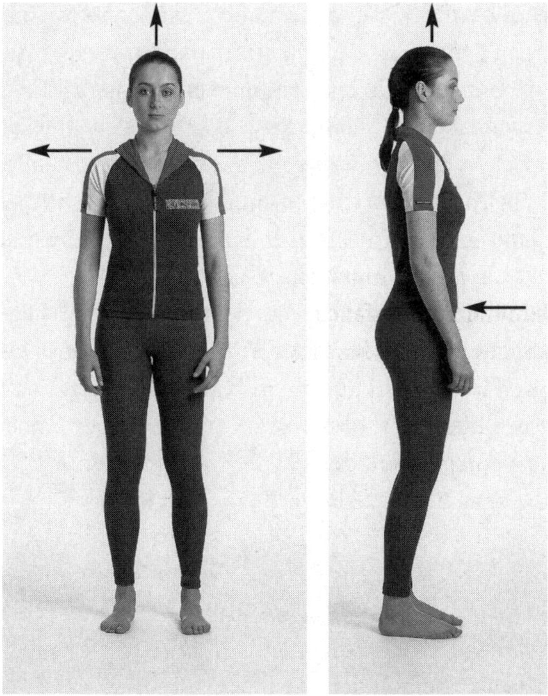

5. Schaffen Sie nun ein langes und starkes Zentrum, indem Sie den Nabel sanft der Wirbelsäule anschmiegen.
6. Stellen Sie sich vor, Sie hätten ein ganz kleines Gewicht an Ihrem Steißbein – es hilft Ihnen, das Ende der Wirbelsäule lang zu machen und nach unten sinken zu lassen. Denken Sie an die neutrale Nord-Süd-Position.
7. Entspannen Sie das Brustbein, und stellen Sie sich einen breiten Rücken vor.
8. Entspannen Sie Ihre Schultern – kommen Sie immer wieder darauf zurück, um eventuellen Spannungen vorzubeugen.
9. Ziehen Sie die Schultern nicht nach hinten, lassen Sie einfach die Arme locker aus den Schultergelenken hängen. Sie werden ganz von selbst ein bisschen nach vorn hängen – das ist in Ordnung, Sie brauchen nichts dagegen zu tun.
10. Entspannen Sie Ihren Nacken, sodass er sich strecken kann.
11. Versuchen Sie, Ihr Kinn parallel zum Boden zu halten. Lassen Sie es nicht nach unten kippen – das verursacht ein Doppelkinn –, recken Sie es aber auch nicht nach oben, das verkürzt die Muskeln im Nacken.
12. Stellen Sie sich vor, jemand zieht Sie an der Schädeldecke nach oben und streckt Ihre Wirbelsäule bis zur Decke.

Übung 2

Abrollen an der Wand

Ziel: Verbesserung von Beweglichkeit und Stärke im Rückgrat; lernen, wie Sie die Bauchmuskeln verwenden, um die Wirbelsäule zu schützen. Spannungen im Rücken werden abgebaut, und Sie tun auch etwas für die Oberschenkelmuskeln.

Diese Übung ist wunderbar erfrischend. Sie werden sich beim Abrollen großartig fühlen, Sie können diese Übung beinahe überall durchführen – alles, was Sie brauchen, ist eine Wand!

Die Übung ist vor allem dann sehr wirkungsvoll, wenn Sie an Rückenschmerzen leiden und Schwierigkeiten mit dem Vorwärtsbeugen haben. Wenn Sie möchten, können Sie die Hände an den Oberschenkeln entlanggleiten lassen, um das Gefühl besserer Standfestigkeit zu haben.

Die Übung kann auch im Sitzen, auf einem Stuhl mit gerader Rückenlehne, ausgeführt werden.

*»Bewegen Sie sich auf und ab,
rollen Sie Ihr Rückgrat wie ein Rad.
Wirbel für Wirbel versuchen Sie
sich ein- und auszurollen.«*
Joseph Pilates

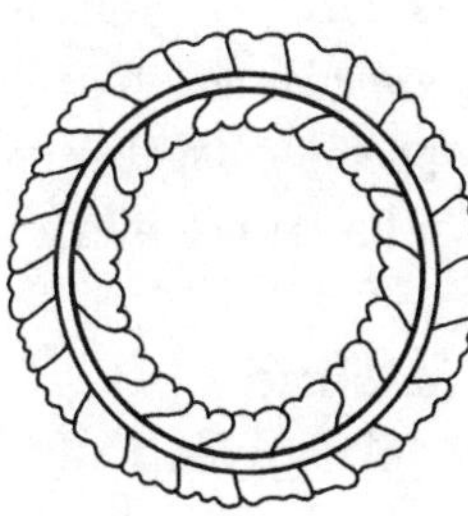

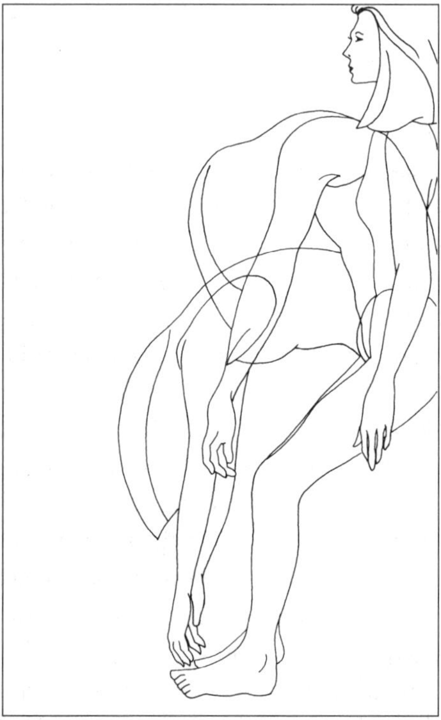

Stellen Sie sich die Wirbelsäule als ein Rad vor. Versuchen Sie, das Rückgrat Wirbel für Wirbel von der Wand wegzurollen. Wenn Sie wieder hochrollen, lassen Sie das Steißbein zu Boden sinken, kippen Sie das Becken nach hinten, und bringen Sie wieder Wirbel für Wirbel an die Wand zurück.

Checkliste

- ✔ Halten Sie die Füße parallel.
- ✔ Achten Sie darauf, dass Nacken und Kopf entspannt bleiben, bis Sie wieder völlig aufrecht stehen.

✔ Denken Sie daran, den Beckenboden zu aktivieren und den Nabel zur Wirbelsäule zu bringen.

Ausgangsposition

Stehen Sie ungefähr einen halben Meter von einer Wand entfernt, hüftbreit und mit parallelen Füßen. Lehnen Sie sich an die Wand zurück und beugen Sie die Knie. Von der Seite betrachtet, sieht es nun so aus, als würden Sie auf einem hohen Stuhl sitzen. Versuchen Sie nicht, den Kopf nach hinten an die Wand zu lehnen, das verursacht unnötige Verspannung im Nacken.

Beginn der Übung

1. Atmen Sie ein, um sich für die Bewegung vorzubereiten, und machen Sie die Wirbelsäule lang.
2. Beim Ausatmen bringen Sie den Nabel sanft in Richtung Wirbelsäule, das bringt die untere Wirbelsäule näher an die Wand (wenn Ihr Po etwas umfangreich ist, werden Sie das vielleicht nicht spüren).
3. Immer noch ausatmend, lassen Sie Ihr Kinn nach unten sinken. Kopf und Nacken bleiben ganz locker. Stellen Sie sich Ihre Stirn schwer vor, so als hätte sie ein großes Gewicht.
4. Nun beginnen Sie langsam, nach vorn zu rollen, indem Sie die Wirbelsäule vorsichtig von der Wand abrollen. Ihre Arme und Hände bleiben entspannt, Nacken und Kopf lassen Sie hängen, der Po bleibt an der Wand. Führen Sie die Bewegung nur so weit aus, wie es Ihnen angenehm ist, aber versuchen Sie, mit den Händen den Boden zu berühren. Sie können tiefer in die Knie gehen, wenn das bequemer ist.
5. Beim Aushängen atmen Sie ein.
6. Atmen Sie aus, während Sie den Nabel zur Wirbelsäule brin-

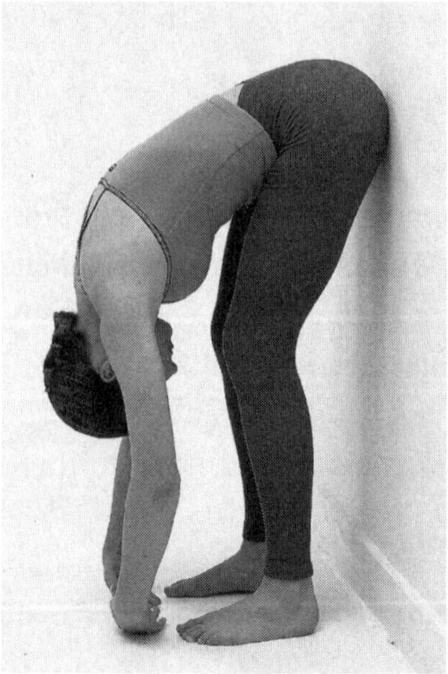

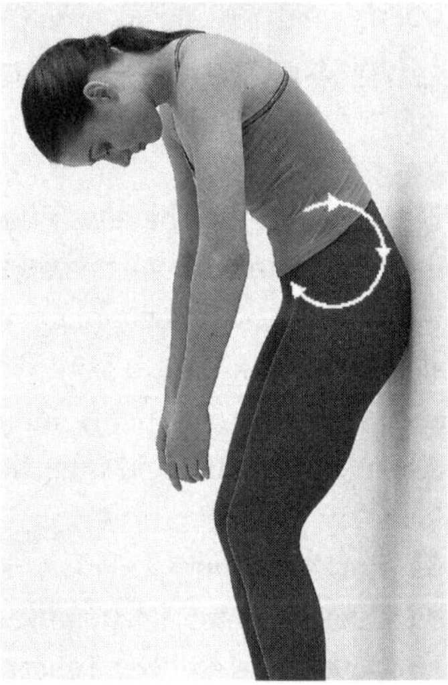

gen. Lassen Sie das Becken nach hinten kippen (Nord-Position), das Schambein bewegt sich in Richtung Kinn. Langsam, Wirbel für Wirbel, rollen Sie die Wirbelsäule wieder an der Wand hoch.

7. Denken Sie daran, auszuatmen, wenn Sie die Wirbelsäule bewegen.

Wiederholen Sie die Übung 6-mal.

Übung 3

Gleiten an der Wand

Ziel: Lernen, wie Sie den Lendenwirbelbereich strecken können und dadurch den richtigen Winkel von Becken und Wirbelsäule erreichen. Bei dieser Übung benutzen Sie die Oberschenkelmuskeln, und die Achillessehne dehnt sich.

Diese Übung hat den Vorteil, dass Sie sie überall durchführen können, selbst wenn wenig Platz vorhanden ist.

Um zu einer guten Haltung zu gelangen, ist es wesentlich, dass sich Becken und Wirbelsäule im richtigen Winkel zueinander befinden. Die Übung ist eine wunderbare Methode, sich mit der korrekten Beckenstellung vertraut zu machen und dadurch den Lendenwirbelbereich lang gestreckt beizubehalten.

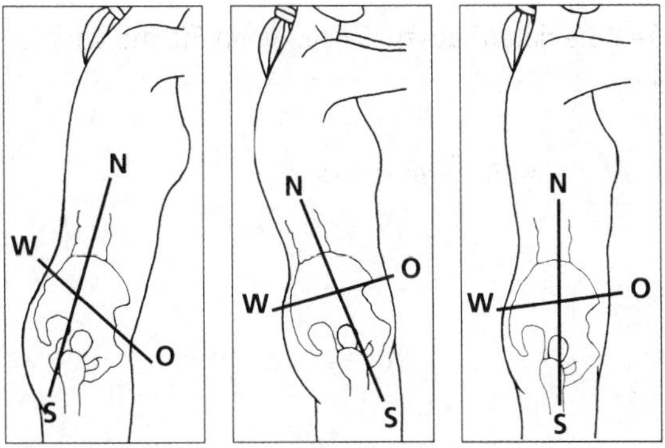

Falsch Falsch Richtig

Berücksichtigen Sie die Anweisungen bezüglich der Nord-Süd-Position (Seite 30) und die Hinweise für die Ausrichtung (Seite 28).

Denken Sie daran, dass wir auf eine neutrale Position hinarbeiten, in der der Rücken weder gekrümmt noch durchgedrückt ist, sondern die natürlichen Krümmungen der Wirbelsäule beibehält, sich lang macht und von starken Bauchmuskeln unterstützt wird.

Die Übung bietet den zusätzlichen Vorteil, dass sie die Oberschenkelmuskeln kräftigt. Wenn Sie Rückenprobleme haben, ist es unumgänglich, dass diese Muskeln kräftig sind, damit Sie in der Lage sind, in die Knie zu gehen und aus der Hocke heraus zu arbeiten, wenn Sie schwere Gegenstände heben!

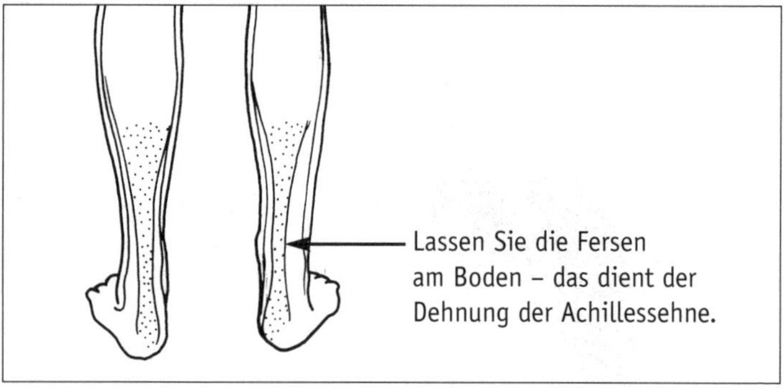

Checkliste

✔ Achten Sie darauf, nicht zu weit hinunterzugleiten – der Po soll sich nicht unter der Linie Ihrer Knie befinden.

✔ Die Knie sollen sich direkt über den Füßen bewegen, Knie und Fußspitzen bilden eine Linie. Die Füße müssen parallel bleiben, das Gewicht ist gleichmäßig auf die Fußflächen verteilt.

✔ Lassen Sie die Fersen am Boden.

✔ Achten Sie darauf, dass das Steißbein an der Wand bleibt.

Hinweis: Bei einem ausgeprägten Hinterteil werden Sie möglicherweise den unteren Teil des Rücken-Lendenwirbel-Bereichs nicht an der Wand spüren können.

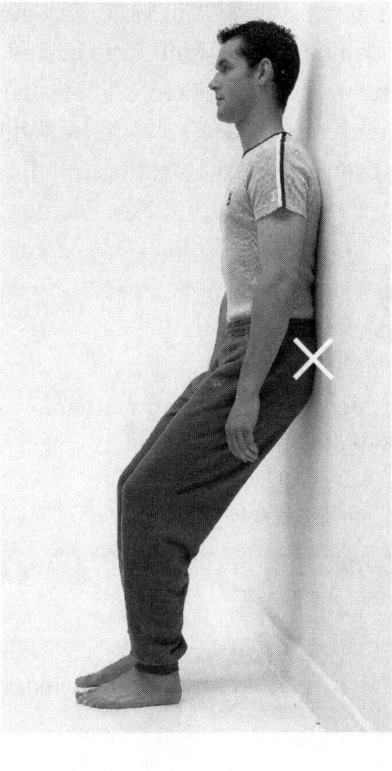

✕ Das Steißbein sollte beim Gleiten die Wand berühren.

Ausgangsposition

Stehen Sie mit dem Rücken zur Wand, Ihre Füße im Abstand von etwa 20–25 cm von der Wand entfernt, hüftbreit und parallel.

Lehnen Sie sich zurück an die Wand. Drücken Sie den Kopf nicht an die Wand, stehen Sie einfach bequem da.

Bevor Sie beginnen, machen Sie sich bewusst, welche Bereiche des Rückens die Wand berühren.

Beginn der Übung

1. Zur Vorbereitung atmen Sie ein.
2. Atmen Sie aus, nehmen Sie den Nabel zur Wirbelsäule und damit auch zur Wand.
3. Beugen Sie die Knie, und gleiten Sie etwa 30 cm an der Wand nach unten, bis Ihre Oberschenkel beinahe parallel zum Boden sind – gehen Sie nicht tiefer als bis zu dieser Position! Nun sollten Sie feststellen können, dass Ihr Rücken gestreckt ist. Lassen Sie die Füße flach am Boden. Ihre Fersen werden versuchen, nach oben zu gehen – verhindern Sie das. Sorgen Sie dafür, dass sich das Steißbein nicht von der Wand wegbewegt, es sollte sich eher zum Boden hin lang machen.
4. Atmen Sie ein, wenn Sie wieder nach oben gleiten, versuchen Sie das Steißbein nach unten gestreckt zu halten.

Wiederholen Sie die Übung 8-mal.

Nachdem Sie von der Wand weg sind, bleiben Sie einen Moment aufrecht stehen und stellen Sie sich vor, Sie hätten die Wand noch immer im Rücken.

Übung 4

Entspannungsposition

Machen Sie vor dem Lesen erst die Übung (Seite 65 f.).

Ziel: Wahrnehmung des Körpers entwickeln; den unteren Rücken in den Boden sinken lassen, damit sich die Wirbelsäule dehnen kann; den Hals lang machen und den oberen Rückenbereich entspannen, um ihm die Möglichkeit zu geben, sich auszubreiten. Alle Bereiche, in denen sich Verspannungen befinden könnten, werden gelockert.

Diese Übung dient der Wahrnehmung, und im Grunde tun Sie recht wenig: Sie denken und fühlen. Die Position eignet sich zur umfassenden Entspannung, sie bringt weit mehr, als sich einfach nur hinzulegen. Es handelt sich auch um die Ausgangsposition für viele nachfolgende Übungen.

Während Sie flach ausgestreckt liegen, werden Sie vielleicht folgende Beobachtungen an Ihrem Körper machen:

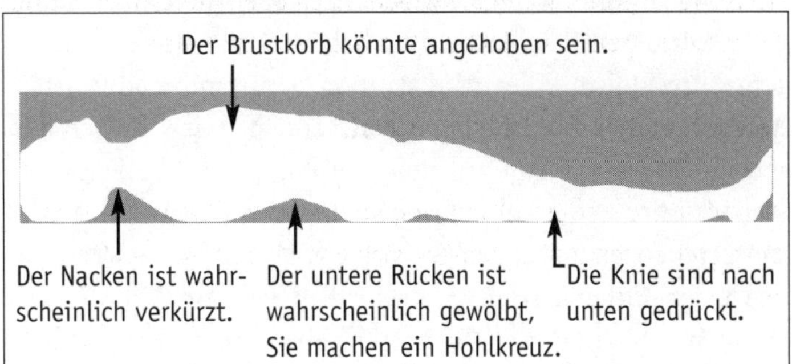

Wenn Sie die nachstehende Position eingenommen haben, werden Sie hoffentlich merken, dass Ihr ganzer Körper, speziell der Rücken, viel bequemer liegt. Diese Position gibt der Wirbelsäule die Möglichkeit, sich ganz von selbst zu strecken, sich von den Auswirkungen der Schwerkraft und schlechter Haltung zu erholen – von Bedingungen also, die zusammengenommen bewirken, dass sich die Wirbelsäule »staucht«.

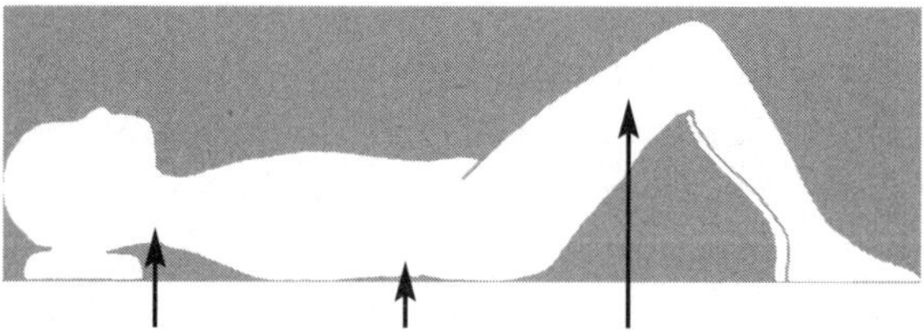

Die Wirbelsäule zu strecken ist sehr wichtig. Die Krümmungen der Wirbelsäule haben ganz einfach den Sinn, zu verhindern, dass Sie umfallen. Unser Ziel ist deshalb nicht, die natürlichen Kurven der Wirbelsäule zu beseitigen. Doch schlechte Haltung bewirkt, dass die Krümmungen zu stark betont werden. Und genau in den Bereichen der Wirbelsäule, wo die Krümmungen zu groß werden, sitzen die Schwachstellen. Hier liegt auch die größte Gefahr, sich Verletzungen zuzuziehen.

In der Folge stellen wir eine Entspannungsübung vor. Wie lange Sie in dieser Position bleiben, wird davon abhängen, wie intensiv Sie sich für die Körperarbeit Zeit nehmen wollen. Wenn Sie Ihre täglichen Übungen so absolvieren, wie am Ende des Buches vorgeschlagen, werden Sie nicht allzu lang in dieser Position verweilen. Das Ziel ist zu entspannen, sich auf sich selbst zu konzentrieren und die Wahrnehmung zu verbessern, bevor Sie mit den anderen Übungen fortfahren.

Ausrüstung

- Ein kleines, flaches, hartes Polster

Vorbereitung

Legen Sie sich flach auf den Boden, Beine ausgestreckt. Die Arme liegen an Ihren Seiten, der Kopf auf dem Boden.

Achten Sie nun darauf, welche Bereiche Ihres Körpers den Boden berühren. Beobachten Sie, ob sich der untere Rückenbereich vom Boden wegwölbt. Beobachten Sie die Kurve von Nacken und Knöcheln. Stellen Sie sich vor, Sie liegen in warmem, feuchtem Sand – welchen Abdruck würde Ihr Körper hinterlassen?

Ausgangsposition

Bringen Sie nun Ihre Knie in eine angewinkelte Position, zuerst das eine, dann das andere. Ihre Füße bleiben flach am Boden, hüftbreit voneinander entfernt.

Legen Sie ein kleines, flaches und hartes Polster unter Ihren Kopf, und zwar so, dass Ihr Gesicht parallel zum Boden liegt. Das Kinn sollte weder nach unten gekippt sein noch nach oben ragen. Lassen Sie die richtige Position eventuell von jemandem überprüfen!

Legen Sie Ihre Hände locker auf den Bauch, die Ellbogen sind offen.

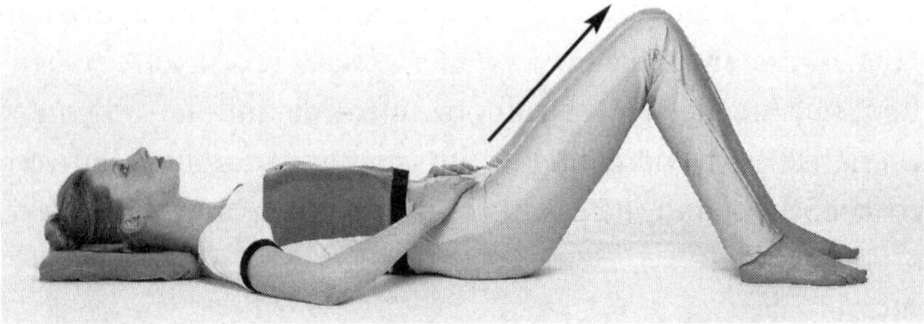

Beginn der Übung

1. Lassen Sie sich vom Boden unterstützen: Machen Sie sich bewusst, welche Bereiche des Körpers den Boden berühren.
2. Lassen Sie Ihre Füße sich dehnen und strecken, die Zehen werden lang.
3. Entspannen Sie die Wadenmuskeln, stellen Sie sich vor, die Knie wären an Seilen aufgehängt, die an der Decke befestigt sind. Lockern Sie die Oberschenkel.
4. Öffnen Sie die Hüftgelenke.
5. Richten Sie Ihre Wahrnehmung nun auf den unteren Rücken, lockern Sie den vorderen Beckenbereich, sodass die untere Wirbelsäule in den Boden sinken kann – so als ob Sie in einer Hängematte liegen würden.
6. Versuchen Sie auch den oberen Rückenbereich zu entspannen, indem Sie das Brustbein »weich machen« und den vorderen Teil der Schultern lockern. Lassen Sie den Rücken mit jedem Ausatmen breit werden und die Schultern mit dem Boden verschmelzen.
7. Ihr Nacken ist natürlich und lang, die Schädeldecke dehnt sich weg.

8. Achten Sie darauf, dass Ihr Kiefer nicht zusammengepresst ist. Lassen Sie die Zunge sich ausdehnen, sie soll bequem in der Mundhöhle ruhen.
9. Schließen Sie Ihre Augen. Lassen Sie die Stirn sich dehnen, sie ist glatt und ohne (Sorgen-) Falten. Überlassen Sie sich der Schwerkraft, beobachten Sie Ihren Atem, ohne ihn zu unterbrechen.

Übung 5
Brustkorbatmung

Ziel: Erlernen der Seiten- oder Brustkorbatmung unter Beachtung der richtigen Funktion der Lungen; Erweiterung des Brustkorbs.

Sie wissen bereits, wie wichtig das richtige Atmen ist. Die Brustkorbatmung ist aus verschiedenen Gründen von essenzieller Bedeutung. Berücksichtigen Sie zum einen, wo die Lungen sitzen – nämlich im Brustkorb. Die meisten Menschen atmen zu flach, sie benutzen nur den oberen Teil des Brustkorbs, die Lungen können nicht ihre volle Kapazität entfalten.

Beim Einatmen senkt sich ein großer, kuppelförmiger Muskel, das Zwerchfell, der Brustkorb öffnet sich, dehnt sich seitlich aus und lässt die Lungen Luft wie eine Pumpe ansaugen. Beim Ausatmen hebt sich das Zwerchfell, der Rippenkorb zieht sich zusammen und hilft, die Luft wieder aus den Lungen auszustoßen.

Wenn sich das Zwerchfell senkt, bewirkt das natürlich eine Bewegung im Bauch. Diese Bewegung einzuschränken würde verhindern, dass sich die Lungen voll in alle Richtungen ausdehnen.

Eine Warnung am Rande: Das absichtliche Herausstrecken des Unterbauchs – und genau das ist es, was die meisten Leute unter »tiefem Atmen« verstehen – ist während der Übungen völlig kontraproduktiv (die tiefe Bauchatmung beim Yoga ist wieder eine andere Sache!). Wenn Sie Ihren Unterbauch durch den Druck des Zwerchfells herausstrecken, bleibt der Lendenwirbelbereich völlig ungeschützt und damit anfällig für Verletzungen. Speziell dann, wenn Sie Übungen wie zum Beispiel Übung 23 auf Seite 136 durchführen.

Das Ziel ist, den Lungen so viel Platz wie möglich zum Ausdehnen einzuräumen, gleichzeitig den Oberkörper breit zu machen und die Seiten und den Rücken zu »füllen« (siehe Übung 30, Seite 178).

Ebenfalls wichtig für das Erlangen einer vollen Atemtätigkeit ist das Strecken der oberen Wirbelsäule, das den Rippen ermöglicht, sich zu öffnen, frei beweglich zu sein, die Muskeln sanft zu massieren und eine Entspannung einzuleiten.

Checkliste

✔ Zwingen Sie sich nicht zum Einatmen, lassen Sie es ganz von selbst geschehen.

✔ Es kann vorkommen, dass Sie »überatmen«, besonders am Anfang. Achten Sie auf Anzeichen wie leichte Benommenheit oder Schwindelgefühl – das kommt lediglich von einem zu großen Sauerstoffanteil im Blut. Unser Körper ist nicht daran gewöhnt, so viel Gutes auf einmal zu erhalten!

✔ Wenn Ihnen übel wird, hören Sie auf, machen Sie eine Pause. Ihr Körper wird sich bald umstellen und von Ihrer richtigen Atmung profitieren. Geben Sie ihm etwas Zeit!

Ausgangsposition

Nehmen Sie die Entspannungsposition ein, die in Übung 4 (Seite 63) beschrieben ist.

Legen Sie Ihre Hände sanft an die Seiten des unteren Rippenbogens.

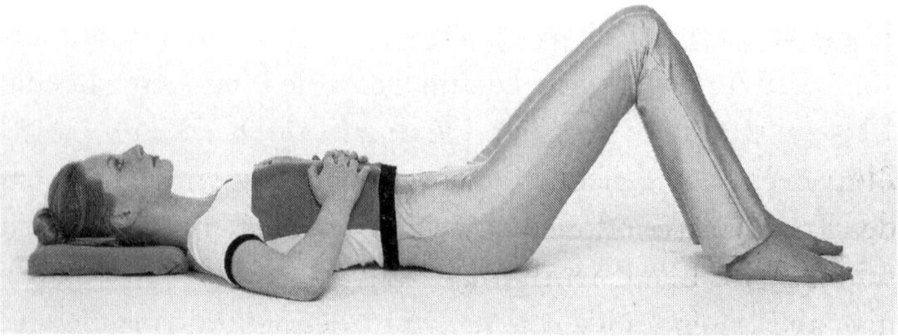

Beginn der Übung

1. Lassen Sie den Atem beim Einatmen die Lungen ausdehnen, er soll in Rippen und Rücken strömen und Ihre Seiten wie einen Blasebalg füllen. Ihre Finger sollten sich fächern.
2. Beim Ausatmen dürfen sich die Rippen schließen, der Oberkörper entleert sich, das Brustbein ist locker, die Spannung zwischen den Schulterblättern verschwindet, fließt ab in den Boden.
3. Lassen Sie beim Ausatmen den Atem so vollständig wie möglich wegfließen.
4. Strengen Sie sich nicht an beim Einatmen, denn durch ein vollständiges Ausatmen strömt die Luft ganz von selbst wieder zurück, um die Lungen erneut zu füllen.

Wiederholen Sie 8 Atemzüge.

Übung 6

Nabel zur Wirbelsäule

Ziel: Lernen, wie Sie die Bauchmuskeln benutzen, vor allem den Transversus-abdominis-Muskel, um die Lendenwirbel zu schützen; die Lendenwirbel lang machen; das richtige Verhältnis von Becken und Wirbelsäule in einer neutralen Position.

Ein starkes Zentrum zu erlangen ist das Hauptanliegen von *Pilates*. Das Zentrum ist der Ausgangspunkt für alle Übungen, von dem aus Sie ohne Verletzungsrisiko dehnen und kräftigen können.

Wenn Sie sich im Zentrum befinden, können Sie auch Ihr Zentrum der Schwerkraft ausnützen. Es liegt direkt hinter dem Nabel und unmittelbar vor der Wirbelsäule, im Bereich des dritten und vierten Lendenwirbels.

Die Anweisung, den Nabel zur Wirbelsäule zu bringen, ist immer gekoppelt mit dem Strecken der Wirbelsäule. Diese beiden Bewegungen gehen Hand in Hand, denn eine lange Wirbelsäule, die von einem starken Bauchbereich gestützt wird, ist von immenser Bedeutung.

Es ist wichtig, dass Sie nicht das Becken kippen oder das Steißbein und den Po vom Boden heben. Sie sollten die Lendenwirbelsäule auch nicht nach unten pressen oder die Muskeln im Hüftbereich verkrampfen.

Denken Sie an die Nord-Süd-Position (Seite 30), das wird Ihnen helfen, die korrekte Haltung einzunehmen.

Wenn Sie beginnen, Ihre Gliedmaßen zu bewegen, werden Sie einen kräftigeren Bauchbereich brauchen. Bedenken Sie

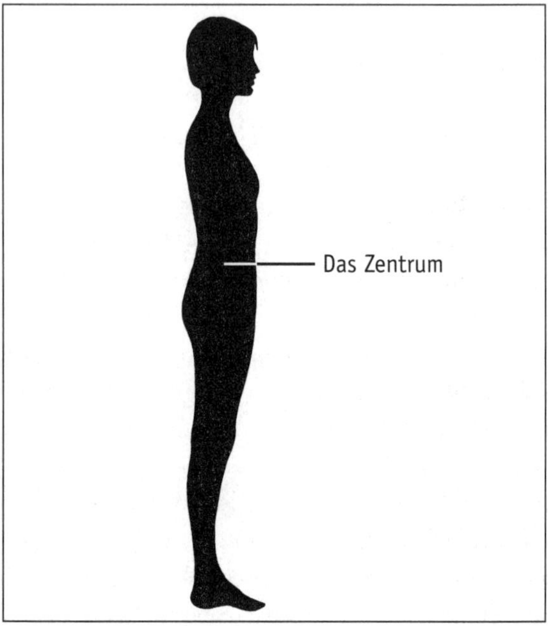

auch, dass Sie bei anstrengenderen Übungen, vor allem wenn dabei die Beine angehoben werden, die Bauchmuskeln aktivieren müssen; das Rückgrat sollte fest auf der Matte ruhen. Besonders hierbei sollten Sie den Nabel zur Wirbelsäule bringen, und zwar sowohl beim Ein- als auch beim Ausatmen. Dabei müssen Sie die Brustkorbatmung anwenden.

Mit der Zeit werden Sie lernen, nur mit der absolut notwendigen Muskelanspannung zu arbeiten.

Checkliste

✔ Überanstrengen Sie die Bauchmuskeln nicht – aktivieren Sie sie und halten Sie sie so.

- ✔ Das Steißbein sollte am Boden bleiben und sich lang machen. Kippen Sie das Becken nicht nach hinten.
- ✔ Vermeiden Sie, dass sich Ihr Rücken wölbt, wenn Sie Arme und Beine wegstrecken.

Ausgangsposition

Legen Sie sich auf den Rücken und beugen Sie die Knie, die Füße stehen hüftbreit und parallel. Ihre Arme ruhen auf dem Unterbauch. Der Kopf liegt auf einem kleinen, flachen, harten Polster.

Beginn der Übung

Teil 1

1. Bevor Sie beginnen, suchen Sie Ihre neutrale Position für die Wirbelsäule (Seite 30). Neigen Sie das Becken leicht gegen den Nabel (Norden) und dann in Richtung Schambein (Süden).
2. Nun suchen Sie die Ebene der neutralen Position zwischen den beiden Positionen. Die Kompassnadel ist wie eine Wasserwaage.
3. In der neutralen Position beginnen Sie zur Vorbereitung einzuatmen.
4. Lockern Sie beim Ausatmen das vordere Becken, der Bereich um den Nabel und den unteren Bauch soll sich gegen die Wirbelsäule senken. Stellen Sie sich vor, in einer Hängematte zu liegen. Halten Sie die Bauchmuskeln in dieser nach innen gewölbten Position. Gleichzeitig fühlen Sie, wie sich die Lendenwirbelsäule streckt.
5. Atmen Sie ein und entspannen Sie.

Wiederholen Sie die Übung 5-mal.

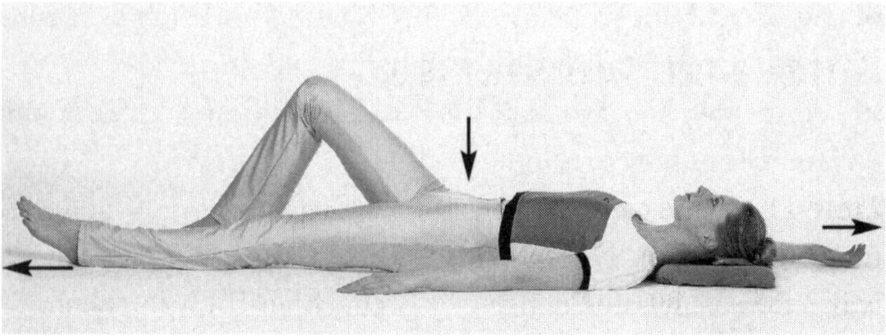

Teil 2

1. Atmen Sie zur Vorbereitung ein.
2. Beim Ausatmen senken Sie den Unterbauch, bewegen Sie den Nabel zur Wirbelsäule, aktivieren Sie den Transversus abdominus, und Sie fühlen, wie sich die Bauchmuskeln wie ein Korsett um Ihre Mitte legen. Machen Sie das Steißbein lang.
3. Sie atmen immer noch aus. Lassen Sie das linke Bein am Boden entlanggleiten, während Sie den rechten Arm über Ihren Kopf nach hinten nehmen, bis er den Boden berührt.
4. Genießen Sie das Gestrecktsein von den Fingerspitzen bis zu den Zehen. Verhindern Sie, dass sich Ihr Rücken wölbt, und versuchen Sie, den Nabel bei der Wirbelsäule zu lassen.
5. Atmen Sie ein, während Sie Arm und Bein wieder in die Ausgangsposition bringen.

Wiederholen Sie die Übung mit dem linken Arm und rechten Bein.

Wiederholen Sie die Übung auf beiden Seiten 5-mal.

Übung 7

Knie- und Beinkreise

Ziel: Die Kniekreise sollen Ihre Hüftgelenke mobilisieren und freimachen. Sie lernen, mit Ihren Beinen zu arbeiten, während der Rumpf ruhig und stabil bleibt. Die Beinkreise bewirken dasselbe, aber zusätzlich kräftigen Sie Ihre Oberschenkelmuskeln.

Gesunde Gelenke sind offen, gut »geölt«, beweglich und imstande, mühelos in ihrem gesamten Spielraum zu arbeiten. Hüftoperationen sind heute in der orthopädischen Chirurgie an der Tagesordnung. Ohne ausreichende Bewegung können Gelenke erkranken. Diese beiden Übungen sollen das vermeiden helfen.

Finden Sie Ihr Hüftgelenk

Wissen Sie, wo Ihr Hüftgelenk sitzt? Wenn Sie eine imaginäre Linie von Ihrem Knie zu Ihrer Leiste ziehen, dann gelangen Sie zum Hüftgelenk. Heben Sie Ihr gebeugtes Bein an, und

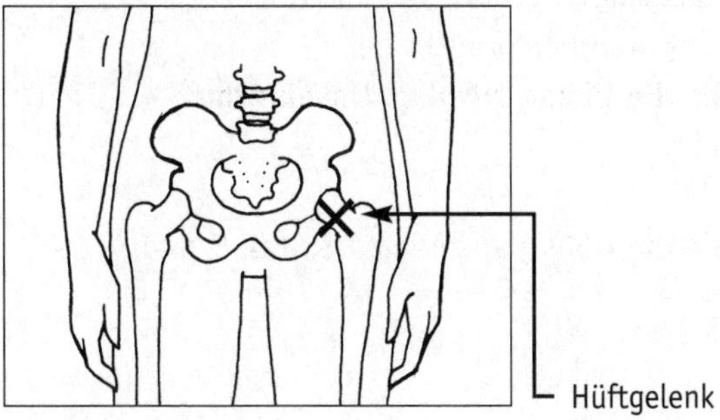

versuchen Sie den Punkt zu finden, wo die Bewegung ihren Ursprung hat – das ist das Hüftgelenk.

Das Hüftgelenk besteht aus einer Kugel und einer Gelenkpfanne und ermöglicht einen großen Bewegungsradius. Stellen Sie es sich als ein Kugellager vor! Wenn Sie Ihr Bein bewegen und kreisen lassen, öffnen Sie Ihr Hüftgelenk, lockern Sie es – und freuen Sie sich über seine Flexibilität.

Checkliste

✔ Bewegen Sie Ihr Bein am Anfang nicht in zu großem Radius, sonst schaukeln Sie das Becken von einer Seite zur anderen. Es ist viel besser, mit kleinen Kreisen zu beginnen und dafür den Rumpf ruhig und stabil zu halten. Denken Sie bei dieser Übung daran, die Balance zwischen Ost und West (Seite 32) aufrechtzuerhalten.
✔ Achten Sie auf Ihren Nacken: Er soll sich nicht nach hinten beugen, halten Sie ihn lang und locker.
✔ Achten Sie darauf, dass Ihre Schultern entspannt sind.
✔ Wenn Sie den Schal von unten zu sich ziehen, sodass die Handflächen in Richtung Gesicht weisen, hilft Ihnen das, die Schulterblätter am Boden zu halten.
✔ Atmen Sie bei beiden Übungen ganz normal.
✔ Lassen Sie Ihr Steißbein am Boden.

Ausrüstung

- Ein Schal

Ausgangsposition Kniekreise

Legen Sie sich auf den Rücken und beugen Sie die Knie. Die Füße sollten hüftbreit und parallel stehen. Legen Sie bei Bedarf ein kleines, flaches, hartes Polster unter Ihren Kopf.

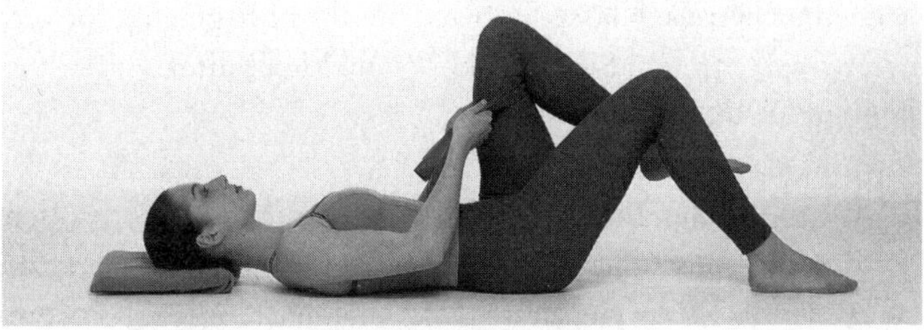

Beginn der Übung Kniekreise

1. Nehmen Sie ein Knie hoch, bewegen Sie es Richtung Brustkorb, sodass es sich direkt über Ihrer Hüfte befindet. Legen Sie einen Schal um den unteren Teil Ihres Oberschenkels, und halten Sie die Enden des Schals in je einer Hand – dabei sollten die Handflächen in Richtung Gesicht weisen. Die Ellbogen bleiben offen.
2. Benutzen Sie die Muskeln des Unterbauchs, um Ihr Becken stabil zu halten; vermeiden Sie, von einer Seite zur anderen zu pendeln. Kreisen Sie langsam und sanft mit dem gebeugten Bein. Machen Sie die Übung 5-mal im Uhrzeigersinn, dann 5-mal in die andere Richtung. Lockern Sie bei der Übung den Schenkelknochen in der Gelenkpfanne. Bei der Bewegung lassen Sie das Bein vom Schal (und Ihren Händen) bewegen. Atmen Sie ganz normal, während Sie Ihr Bein bewegen.

Wiederholen Sie die Übung mit dem anderen Bein.

Wenn Sie es geschafft haben, Ihr Becken ruhig zu halten, während Sie die Kniekreise ausführen, versuchen Sie die folgende Übung.

Ausgangsposition Beinkreise

Nehmen Sie dieselbe Position ein wie für die Kniekreise, aber jetzt brauchen Sie keinen Schal.

Beginn der Übung Beinkreise

1. Atmen Sie zur Vorbereitung ein.
2. Atmen Sie aus, Nabel zur Wirbelsäule.
3. Strecken Sie ein Bein in die Luft, der Fuß ist leicht abgewinkelt. Sie können am Anfang das Knie leicht gebeugt halten, sollten jedoch darauf hinarbeiten, das Bein ganz durchzustrecken. Wenn Sie das Bein ganz ausstrecken können, winkeln Sie den Fuß ganz ab (rechter Winkel zum Bein, siehe Seite 158). Der andere Fuß bleibt am Boden, das Knie des anderen Beins gebeugt.

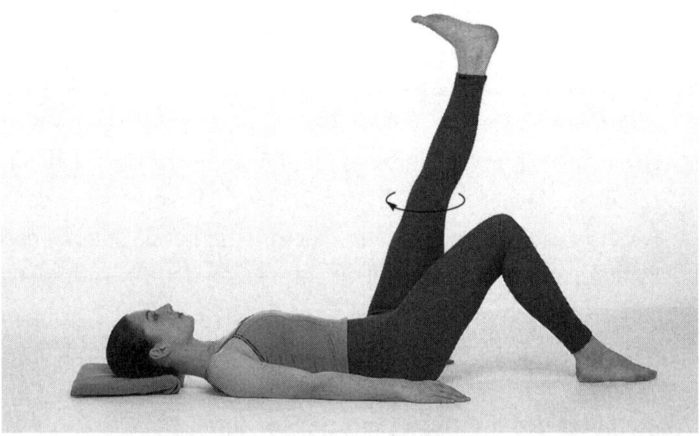

4. Halten Sie das Becken ruhig und stabil, das Steißbein bleibt am Boden. Nun kreisen Sie mit dem Bein langsam 5-mal im Uhrzeigersinn und 5-mal in der Gegenrichtung. Vergewissern Sie sich, dass der Fuß entspannt ist – wenn nicht, machen Sie bereits die fortgeschrittenere Übung.

Wiederholen Sie die Übung mit dem anderen Bein.

Übung 8

Dehnen der Kniesehnen

Ziel: Dehnen der Kniesehnen, wobei der Rumpf stabil bleiben und der Rücken ruhig am Boden liegen soll; der Rest des Körpers ist entspannt.

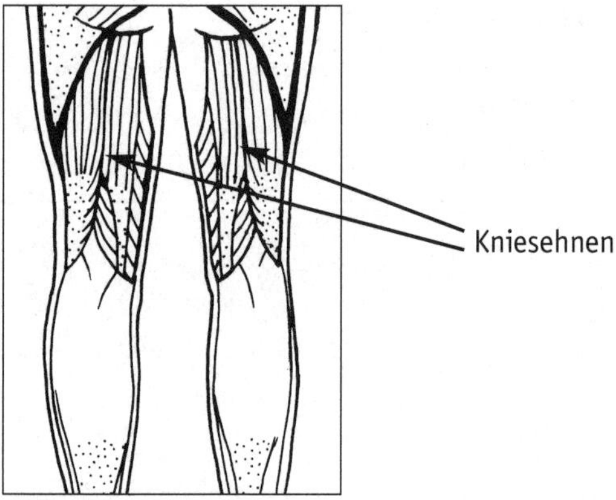

Die Kniesehnen sind eine Dreier-Muskelgruppe. Sie winkeln das Knie an und beugen es. Wir verbringen viel zu viel Zeit in sitzender Position, was bewirkt, dass die Kniesehnen nicht die natürliche Dehnung bekommen, die sie benötigen. Viele von uns kennen den Schmerz in diesen Sehnen, der auftritt, wenn wir nach längerer Zeit wieder zu trainieren beginnen oder uns bei Übungen überanstrengt haben. Es gibt sehr unterschiedliche Meinungen darüber, welche Übungen wirklich gut für die Kniesehnen sind. Manche bringen schnellere Erfolge, bergen aber dafür ein größeres

Verletzungsrisiko. Die gebräuchlichste Übung ist das Vorwärtsbeugen. Allerdings kann unachtsames Vorwärtsbeugen mit durchgestreckten Beinen einen enormen Druck auf den Lendenwirbelbereich und die Knie bewirken – und katastrophale Folgen haben. Es ist viel besser, nur ein bisschen, dafür aber öfter zu dehnen und die Muskeln sanft zu behandeln, statt an ihnen zu zerren.

Warum die Kniesehnen dehnen?

Kurze, straffe Kniesehnen beeinflussen Ihre gesamte Haltung. Sie bewirken, dass die Beckenschale nach hinten kippt, was die Rückenkrümmung im Lendenwirbelbereich beeinträchtigt.

Wenn Ihre Kniesehnen zu kurz sind, wird das Ihre gesamte Bewegungsfreiheit beeinträchtigen. Außerdem haben Sie ein erhöhtes Risiko, Ihre Lendenwirbelsäule bei alltäglichen Bewegungen wie beim Bücken oder beim Sport zu beschädigen.

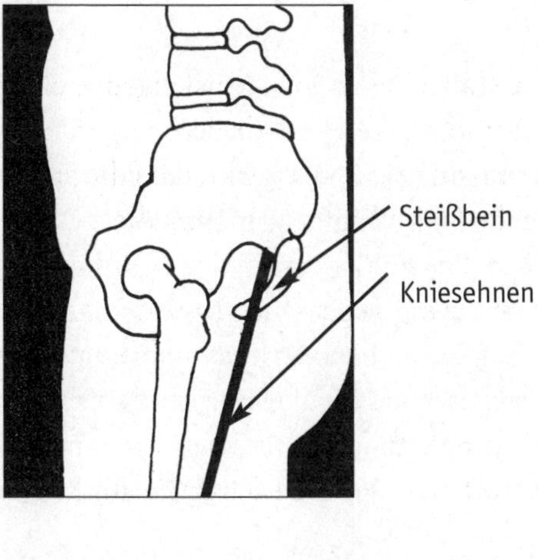

Checkliste

✔ Vermeiden Sie, dass das Becken nach hinten kippt, wenn Sie das Bein strecken. Es wird Ihnen helfen, wenn Sie den Nabel zur Wirbelsäule bringen (Nord-Süd-/Ost-West-Position, Seite 31).

✔ Halten Sie das Steißbein am Boden.

✔ Achten Sie auf Ihren Nacken – er verkürzt sich häufig und beugt sich nach hinten, wenn die Kniesehnen gedehnt werden. Wenn das passiert, legen Sie ein kleines, flaches, hartes Polster unter Ihren Kopf, um den Nacken lang zu halten. Denken Sie daran, Nacken und Brustbein locker zu lassen und die Ellbogen zu öffnen. Halten Sie den Schal genau so wie für die Übung »Kniekreise« (Seite 77), das hilft Ihnen, die Schulterblätter am Boden und zusammen zu halten.

✔ Strengen Sie sich nicht an, strecken Sie das Bein sanft und nur so weit, wie Sie können.

Ausrüstung

- Ein Schal

Ausgangsposition

Legen Sie sich auf den Rücken, die Knie sind gebeugt, die Füße flach am Boden, hüftbreit voneinander entfernt.

Wenn nötig, legen Sie ein kleines, flaches, hartes Polster unter Ihren Kopf. Viele Leute beugen den Nacken speziell bei dieser Übung, und deshalb kann ein Polster hier dienlich sein, auch wenn Sie es bei den anderen Übungen nicht brauchen.

Atmen Sie zur Vorbereitung ein, bringen Sie beim Ausatmen den Nabel zur Wirbelsäule. Dabei bewegen Sie ein Knie in Richtung Brust. Legen Sie den Schal über die Fußsohle, halten Sie die Enden des Schals dabei so, dass Ihre Handflächen Richtung Gesicht zeigen.

Beginn der Übung

1. Atmen Sie zur Vorbereitung ein.
2. Atmen Sie aus, während Sie den Nabel zur Wirbelsäule bringen; nehmen Sie die neutrale Nord-Süd-Position ein.
3. Nun strecken Sie das Bein langsam in die Luft, der Fuß bildet einen rechten Winkel, er zeigt zu Ihrem Gesicht. Das Steißbein bleibt am Boden.
4. Sie atmen ganz normal, halten das Bein gestreckt und zählen bis 10.
5. Beugen Sie das Knie und entspannen Sie es.

Wiederholen Sie die Übung 5-mal mit jedem Bein.

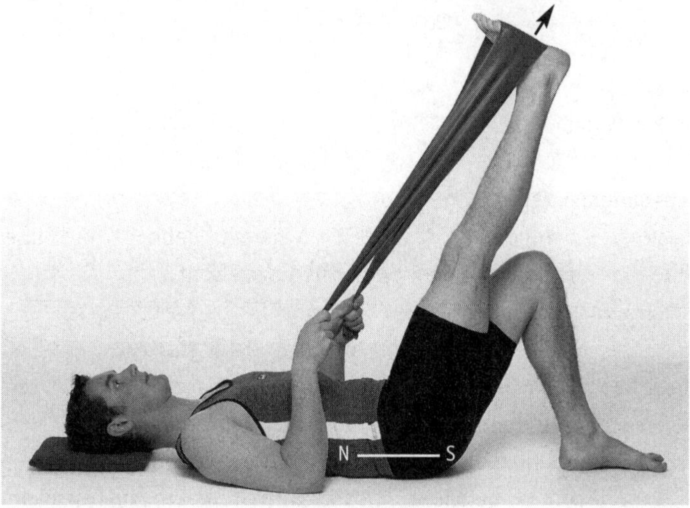

Übung 9

Hüftbeuger dehnen

Ziel: Den Hüftbeuger (Psoas-Muskel) dehnen und lernen, wie Sie aus dem Hüftgelenk in die Knie gehen, ohne das Becken zu verdrehen.

Der Psoas-Muskel (der eigentlich drei Muskeln umfasst) ist zuständig für die Bewegung des Knies in Richtung des Rumpfes oder auch für die Beugung des Rumpfes. Er verbindet die untere Wirbelsäule mit dem Oberschenkelknochen. Ein zu straffer Psoas-Muskel, was häufig vorkommt, hat weitreichende Auswirkungen auf den Rest des Körpers. Er beeinträchtigt die Stellung des Beckens zur Wirbelsäule, was zu Lordose, besser bekannt als Hohlkreuz, führen kann.

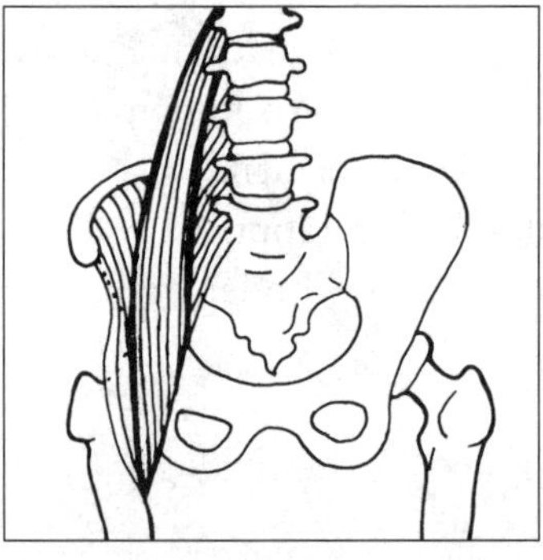

Psoas-Muskel

Diese Übung dient dazu, den Psoas zu dehnen. Wenn Sie feststellen, dass Sie die Beine nicht gerade am Boden ausstrecken können, ohne den Rücken zu krümmen, dann ist das wahrscheinlich ein Anzeichen dafür, dass Ihr Psoas-Muskel zu straff ist (es kann sich allerdings auch um die Auswirkung eines sehr ausgeprägten Hinterteils handeln).

Denken Sie daran, den oberen Teil Ihres Schenkelknochens ins Hüftgelenk sinken zu lassen, wenn Sie dieses zur Brust »hochklappen«. Das soll verhindern, dass Sie den Psoas überanstrengen. Dieser Muskel wird ohnehin häufig überfordert, wenn er auf Kosten der tiefen Muskeln arbeitet, die das Becken stabilisieren sollen. Lernen Sie, den Psoas zu entspannen.

Checkliste

✔ Verhindern Sie, dass sich Ihr Rücken krümmt – kein Hohlkreuz machen! Denken Sie an die neutrale Nord-Süd-Position (Seite 31).

✔ Achten Sie auf Ihren Nacken. Er soll sich nicht verkürzen oder anspannen, lassen Sie ihn locker.

✔ Geraten Sie nicht in Versuchung, das Beugen der Knie und das Strecken der Beine zugleich zu machen. Folgen Sie den Anweisungen sorgfältig, sie sind so konzipiert, dass Sie den maximalen Gewinn daraus ziehen.

✔ Verhindern Sie, dass das Becken kippt.

✔ Lassen Sie das Steißbein sich den Boden entlangstrecken.

Ausgangsposition

Sie liegen flach auf dem Rücken, die Knie sind gebeugt, die Füße flach am Boden.

Beginn der Übung

1. Atmen Sie zur Vorbereitung ein.
2. Beim Ausatmen Nabel zur Wirbelsäule, halten Sie diese Mus-

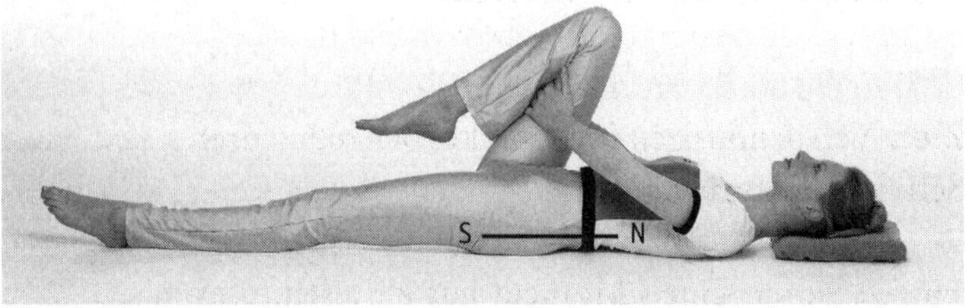

kelanspannung, und »klappen« Sie das rechte Knie zur Brust, wobei Sie den Schenkelknochen ins Hüftgelenk sinken lassen.

3. Atmen Sie ein und fassen Sie das rechte Bein unter dem Knie (oder am unteren Teil des Oberschenkels, falls Sie Gelenkprobleme haben).
4. Sie halten das Bein und atmen aus, gleichzeitig strecken Sie das linke Bein am Boden aus. Der untere Teil Ihres Rückens soll unten bleiben. Wölbt er sich, nehmen Sie das linke Knie wieder hoch.
5. Atmen Sie ein, während Sie das linke Bein wieder in die Ausgangsposition bringen.
6. Atmen Sie aus, während Sie das rechte, bisher gebeugte Knie, zum Boden senken. Aktivieren Sie weiterhin die untere Bauchmuskulatur.

Wiederholen Sie die Übung 5-mal auf jeder Seite.

Übung 10

Schultern entspannen

Ziel: Verspannungen im Oberkörper reduzieren; Arme und Schultern aufwärmen.

Hören Sie für einen Moment auf zu lesen, und machen Sie sich bewusst, wie sehr Ihr Körper gerade angespannt ist. Wie halten Sie dieses Buch? Die Wahrscheinlichkeit ist groß, dass Sie es ganz fest halten und Ihre Schultern verkrampft sind. Sind Ihre Beine fest überkreuzt oder Ihre Füße abgewinkelt?

Wir machen das völlig unwillkürlich, und es ist schwierig, von diesen Mechanismen loszulassen. Denn erst einmal müssen Sie sich bewusst werden, dass Sie unter Spannung stehen. Wenn Sie das spüren können, dann haben Sie den halben Weg schon geschafft. Der Schulterbereich ist besonders anfällig für Verspannungen, weil wir dazu neigen, uns bei der Arbeit oder beim Autofahren vorzubeugen und zu verkrampfen.

Checkliste

✔ Rollen Sie nicht übermäßig von einer Seite zur anderen.

✔ Versuchen Sie, die Bewegung direkt aus dem Schulterblatt kommen zu lassen.

✔ Nehmen Sie den Ellbogen nicht sofort wieder zum Boden zurück – er bleibt entspannt und zeigt zur Decke.

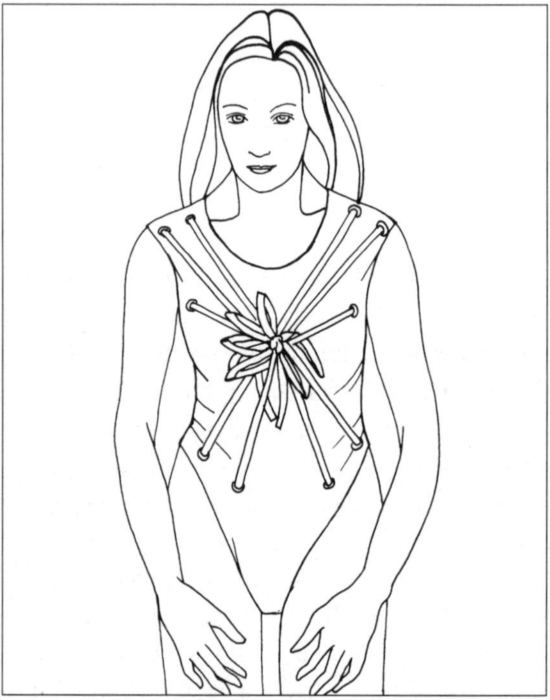

Wir verbringen einen Großteil des Tages
in vorgeneigter Haltung und verspannt.

Ausgangsposition

Sie liegen auf dem Rücken, die Knie sind gebeugt, die Füße hüftbreit auseinander und flach am Boden. Um den Nacken lang zu halten, können Sie ein kleines, flaches, hartes Polster zu Hilfe nehmen. Strecken Sie beide Arme zur Decke, in direkter Linie Ihrer Schultern.

Beginn der Übung

1. Atmen Sie ein und strecken Sie einen Arm zur Decke hoch, das Schulterblatt darf sich dabei vom Boden heben. Strecken Sie den Arm bis in die Fingerspitzen.
2. Atmen Sie aus und senken Sie die ganze Schulter entspannt zum Boden.

Wiederholen Sie die Übung mit dem anderen Arm.

Anschließend wiederholen Sie die Übung 10-mal abwechselnd mit beiden Armen.

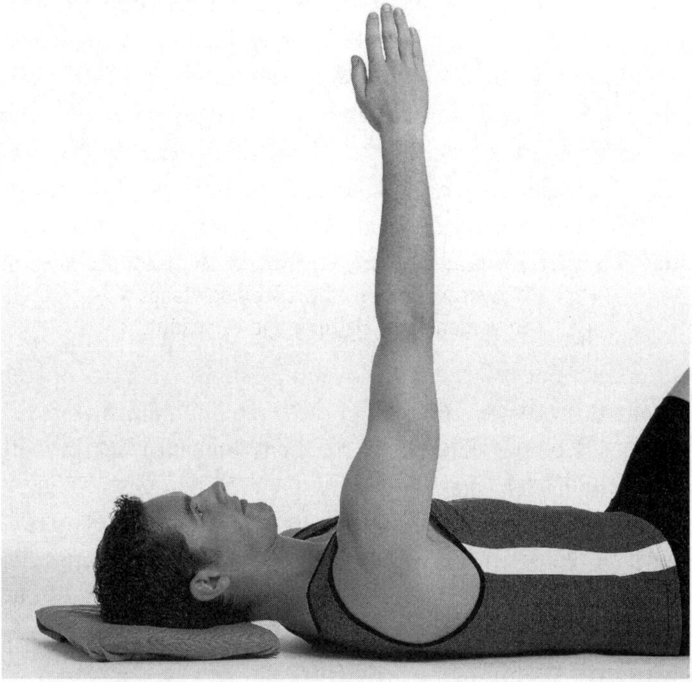

Übung 11

Nackenrollen und Nasenspiralen

Ziel: Verspannungen im Nacken lockern; lernen, Kopf und Nacken in Einklang zu bringen.

Das Verhältnis von Kopf und Nacken ist von großer Bedeutung. Den meisten von uns ist nicht bewusst, dass die Wirbelsäule tief im Schädel, zwischen den Ohren beginnt.

Der Nacken ist besonders anfällig für Stress und Anspannung. Das rührt von einem Phänomen her, das als »Überraschungsreflex« bekannt ist – eine Methode von Mutter Natur, den Kopf und somit auch das Gehirn zu schützen. Und so funktioniert dieser Reflex: Wenn Sie überrascht oder erschreckt werden, ziehen sich die Muskeln an der Hinterseite des Nackens zusammen, wodurch der Kopf nach hinten kippt und eine Verteidigungshaltung einnimmt. Beobachten Sie einmal bei Gelegenheit, was passiert, wenn Sie erschrecken.

Manchmal haben Nackenprobleme ihren Ursprung weiter unten in der Wirbelsäule. Wenn Sie im Bereich des oberen Rückens blockiert sind, bringt das auch den Nacken aus der Balance. Ebenso können Sie Nackenschmerzen bekommen, wenn Ihr Kiefer verspannt ist.

Das Hauptproblem besteht in dem Umstand, dass uns der moderne Lebensstil sehr häufig unter Druck setzt und der Kopf dadurch ständig nach hinten geneigt ist, was die Muskeln permanent verkürzt hält. Die folgende Übung soll Ihnen helfen, die Spannung zu lockern.

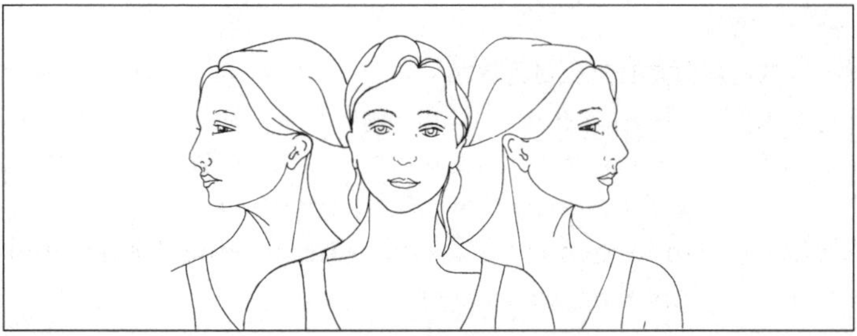

Rollen Sie den Kopf in aufrechter Haltung von einer Seite zur anderen.

Mit beiden Übungen sollen Sie den Nacken entspannen. Es ist wesentlich, dass Sie den Nacken in keiner Weise zwingen, lassen Sie ihn einfach ganz locker »rollen«.

Wir gehen von einem langen Nacken aus, aber ihn während der Übung tatsächlich »lang« zu halten, ist ziemlich schwierig. Die meisten von uns haben die Angewohnheit, den Nacken nach hinten zu beugen, also zu verkürzen, wenn sie mit dem Rest des Körpers arbeiten. »Achten Sie auf Ihren Nacken« ist eine Aufforderung, die sich wie ein roter Faden durch das ganze Buch zieht. Es wäre genauso falsch, den Nacken nach unten zu zwingen (Doppelkinn). Die richtige Balance zu finden ist das Ziel!

Noch ein Wort zum Nacken: Versuchen Sie, bei der Übung Nacken sowie Brustbein zu lockern. Es ist erstaunlich, wie oft der Nacken mitmischt, wenn eigentlich die Bauchmuskeln arbeiten sollen!

Checkliste

- ✔ Verkrampfen Sie den Nacken nicht. Wenn Sie ein Prickeln in den Fingern spüren, ist möglicherweise ein Nerv eingeklemmt. In diesem Fall sollten Sie Ihren Arzt aufsuchen, bevor Sie mit dem Training weitermachen.
- ✔ Wenn Sie die Nasenspiralen ausführen, achten Sie darauf, den ganzen Kopf zu bewegen.

Ausgangsposition

Sie liegen auf dem Rücken, die Knie sind gebeugt, die Füße hüftbreit auseinander, parallel und flach am Boden.

Wenn Ihr Kinn nach oben weist und sich der Nacken nach hinten biegt, legen Sie ein kleines, flaches, hartes Polster oder ein zusammengefaltetes Handtuch unter Nacken und Kopf. Das Gesicht muss parallel zum Boden ausgerichtet sein.

Beginn der Übung Nackenrollen

1. Rollen Sie Ihren Kopf sanft nach links, lassen Sie einfach sein eigenes Gewicht arbeiten.
2. Rollen Sie den Kopf zurück zur Mitte und dann nach rechts.
3. Kommen Sie wieder zur Mitte zurück, heben Sie Ihr Kinn ganz langsam und beugen Sie den Nacken sanft, als wollten Sie nach hinten schauen.
4. Kommen Sie wieder zur Mitte, bewegen Sie den Kopf sanft nach unten, bringen Sie Ihr Kinn in Richtung Brust und dehnen Sie die Rückseite des Nackens (leichtes Doppelkinn). Der Kopf bleibt während des gesamten Bewegungsablaufs am Boden.
5. Kommen Sie wieder zur Mitte.

Wiederholen Sie die Übung 5-mal.

Falsch

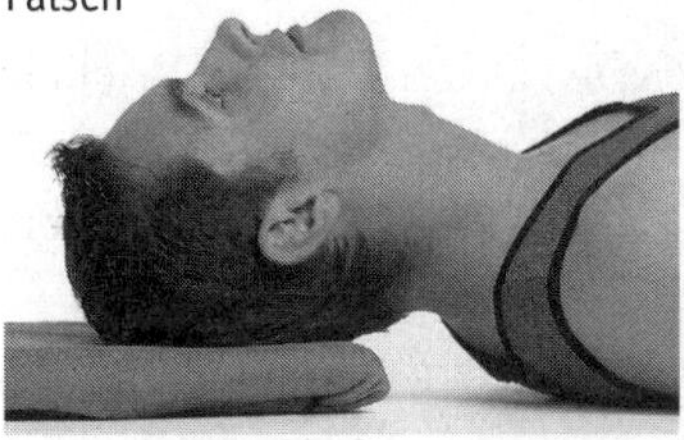

Falsch

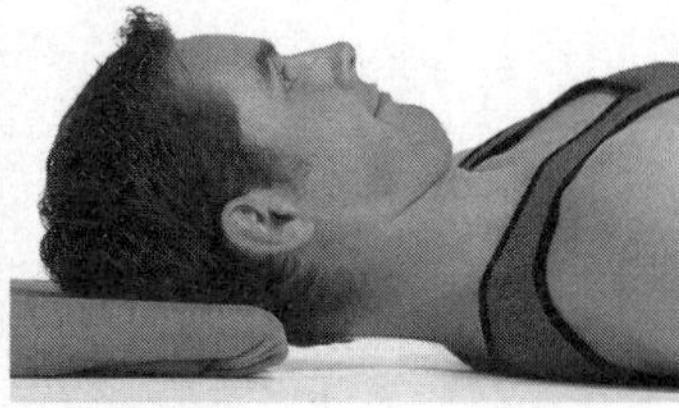

Richtig

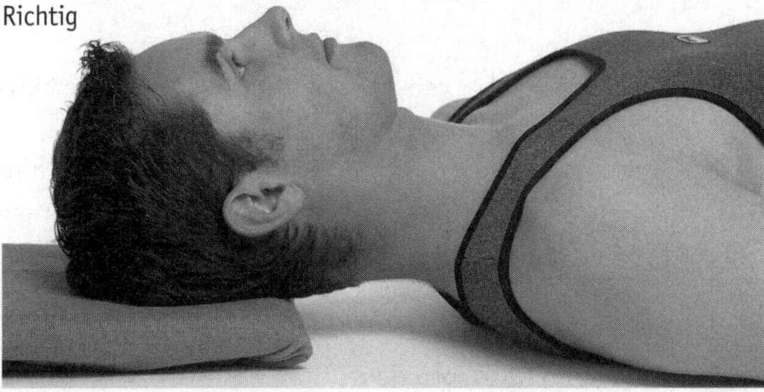

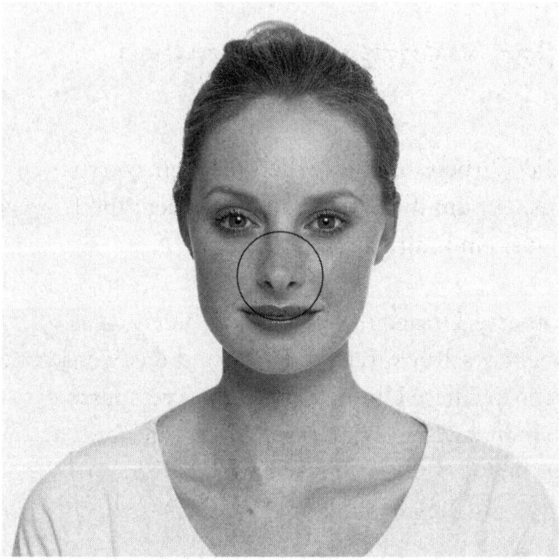

Beginn der Übung Nasenspiralen

Schließen Sie die Augen und führen Sie mit der Nase – beginnend im Zentrum einer imaginären Spirale – kreisende Bewegungen aus, wobei der Kopf sanft mitrollen darf. Vergrößern Sie die Bewegung schrittweise in dem Ausmaß, in welchem Ihre Spirale größer wird. Dann führen Sie die Bewegung langsam in umgekehrter Richtung wieder zum Zentrum zurück. Versuchen Sie, die Bewegung ruhig und rund zu machen – bitte keine eckigen oder ruckartigen Spiralen!

Wiederholen Sie die Übung 3-mal.

Übung 12

Das Rad – Wirbelsäule rollen

Ziel: Die Wirbelsäule beweglich machen; Verspannungen in den Muskeln um die Wirbelsäule abbauen; die Rücken- und Gesäßmuskeln kräftigen.

Die häufigste Ursache für Rückenschmerzen ist ein steifes, unbewegliches Rückgrat. Sehr oft, und das werden Sie merken, wenn Sie diese Übung versuchen, »versperren« sich Wirbel miteinander. Sie bewegen sich dann wie verkeilt und nicht einzeln. Wenn ein Teil der Wirbelsäule blockiert ist, beeinflusst das die Beweglichkeit des restlichen Teils, da jeder

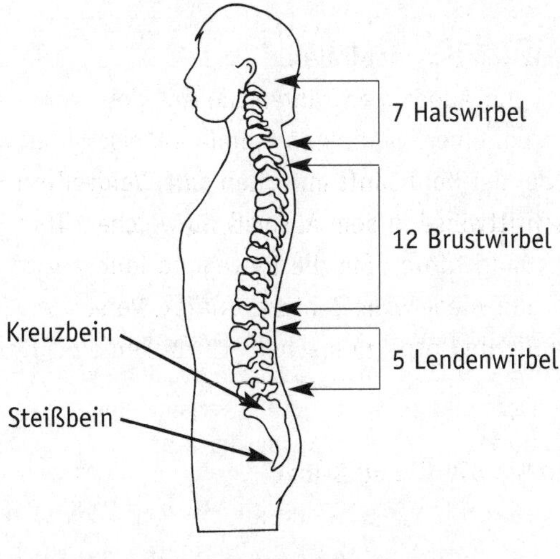

Die natürlichen Krümmungen der Wirbelsäule

Bereich von der Bewegungsfreudigkeit der gesamten Wirbelsäule abhängig ist.

Wir werden lernen, jedes Segment der Wirbelsäule zu kontrollieren und mit jenen Muskeln zu arbeiten, die tief um sie herum liegen.

Die Bandscheiben

Wissen Sie eigentlich, dass Sie am Morgen größer sind als abends? Die Bandscheiben zwischen den einzelnen Wirbeln verlieren im Laufe des Tages Flüssigkeit und schrumpfen buchstäblich. Dieser Prozess geht auch beim Altern vor sich. Stellen Sie sich vor, 7,5 cm zwischen jeden Wirbel »einzuarbeiten«, wenn Sie Ihre Wirbelsäule zum Boden senken; sie dehnt sich, und die Zwischenräume zwischen den Wirbeln werden größer.

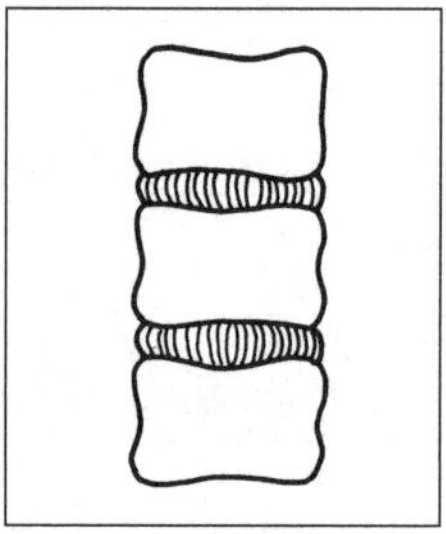

Die Bandscheiben werden von der Schwerkraft zusammengedrückt.

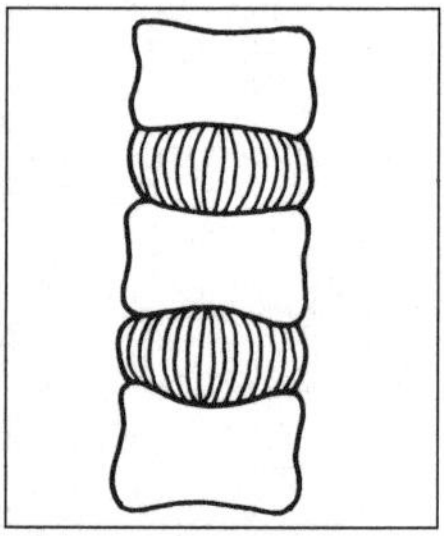

Die Bandscheiben nach Entspannung und Verlängerung des Rückens.

Visualisieren Sie die Wirbelsäule als ein Rad, das sich ruhig und rund dreht, wobei jeder Wirbel einzeln vom Boden entfernt und dann wieder einzeln zurückgerollt wird.

Checkliste

- ✔ Verhindern Sie, dass sich Ihr Rücken wölbt. Kippen Sie das Becken nach hinten.
- ✔ Halten Sie Ihre Füße parallel, sie sollen nicht nach innen oder außen rollen. Das Gewicht sollte gleichmäßig verteilt sein.
- ✔ Denken Sie daran, die Wirbelsäule Stück für Stück, jeden Wirbel einzeln, zu bewegen.
- ✔ Achten Sie auf Ihren Nacken – er soll sich nicht nach hinten biegen. Lassen Sie ihn lang und entspannt.
- ✔ Wenn Ihre Arme oder Schultern zu schmerzen beginnen, legen Sie sie an Ihre Seiten zurück.

Ausrüstung

- Eine Matte oder eine dicke Decke

Ausgangsposition

Legen Sie sich auf die Unterlage auf den Rücken. Die Knie sind gebeugt, die Füße etwa 30 cm vom Gesäß entfernt, sie sollten hüftbreit auseinander und parallel zueinander stehen.

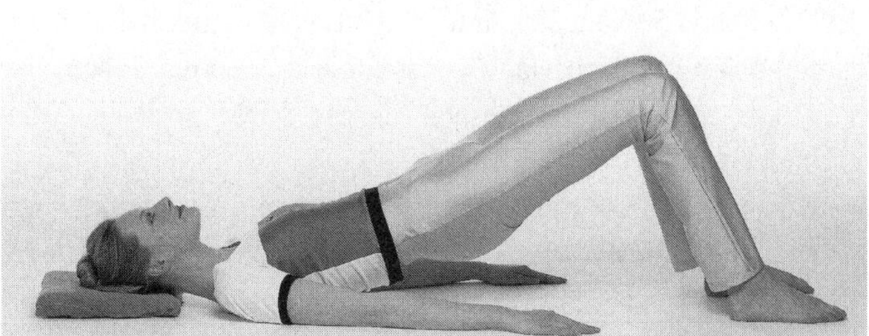

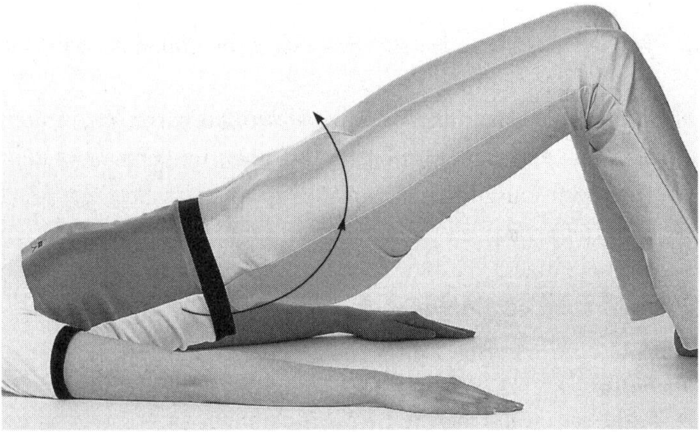

Nehmen Sie die Arme über den Kopf, legen Sie sie schulterbreit voneinander auf den Boden. Wenn das unbequem für Sie ist oder Sie den Brustkorb wölben, dann lassen Sie sie an den Seiten liegen.

Beginn der Übung

1. Atmen Sie zur Vorbereitung ein.
2. Atmen Sie aus und aktivieren Sie die unteren Bauchmuskeln, Nabel zur Wirbelsäule.
3. Nun heben Sie langsam und vorsichtig ausschließlich den unteren Teil der Wirbelsäule – das Steißbein – vom Boden.
4. Atmen Sie ein, und während Sie das Steißbein wieder zum Boden bringen, atmen Sie aus.
5. Wiederholen Sie die Bewegung – bringen Sie dabei jedes Mal ein kleines Stück mehr der Wirbelsäule vom Boden hoch. Wenn Sie wieder zurückgehen, tun Sie das in kleinen Einheiten, Wirbel für Wirbel – hinterer Brustkorb, Taille, Kreuz –,

und versuchen Sie, 7,5 cm zwischen jeden Wirbel zu bringen. Erst wenn die Wirbelsäule wieder ganz am Boden ist, entspannen Sie die Gesäßmuskeln.

6. Achten Sie darauf, dass sich Ihr Rücken nicht wölbt (kein Hohlkreuz machen!); versuchen Sie eher, Ihr Schambein Richtung Kinn auszurichten, und lassen Sie das Steißbein sich »wegdehnen«.

Wiederholen Sie die Übung 5-mal.

Atmung

- Ausatmen, wenn Sie die Wirbelsäule anheben.
- Atmen Sie ein, während die Wirbelsäule angehoben ist.
- Atmen Sie beim langsamen Senken aus.

Übung 13
Hüfte rollen

Ziel: Die Seiten und den Rücken strecken, während sich das Becken im korrekten Winkel zur Wirbelsäule befindet (der Rücken soll sich nicht wölben); mit der Taille arbeiten.

Die Muskeln, die sich um die Wirbelsäule befinden, sollen gedehnt werden, bis hinauf in den Brustkorb. Dieser wird weit, und die Muskeln des Unterbauchs werden gestärkt.

Das ist eine großartige Dehnungsübung. Das Geheimnis besteht darin, die Bewegung sorgfältig, unter Zuhilfenahme eines Tennisballs, zu kontrollieren. Wenn Sie feststellen, dass der Ball herumrollt, dann sind Sie mit der Übung zu weit gegangen.

Achtung: Wenn Sie Probleme mit dem unteren Rücken haben, sollten Sie Ihren Arzt konsultieren, bevor Sie diese Übung ausführen!

Checkliste

- ✔ Die gegenüberliegende Schulter bleibt fest am Boden verankert. Halten Sie die Knie in einer Linie. Gehen Sie nicht weiter, als Sie die Bewegung kontrollieren können.
- ✔ Benutzen Sie während der ganzen Übung stets die untere Bauchmuskulatur – Nabel zur Wirbelsäule. Es sollte sich so anfühlen, als ob die Beine aus dem Bauch heraus bewegt würden.
- ✔ Drehen Sie die Wirbelsäule nicht – es handelt sich um eine Bewegung der Seiten.

Ausrüstung

- Ein Tennisball; eventuell Hanteln

Ausgangsposition

Sie liegen auf dem Rücken, die Arme seitlich ausgebreitet, die Handflächen nach unten. Heben Sie ein Knie nach dem anderen von einem starken Zentrum (Nabel zur Wirbelsäule) zur Brust. Die Knie sollten zum Brustkorb zeigen und eine Linie mit den Hüften bilden. Die Oberschenkel sollten einen rechten Winkel zum Körper bilden, die Füße sind sanft durchgestreckt.

Nehmen Sie den Tennisball zwischen die Knie. Wenn Sie möchten, können Sie Hanteln in die Hände nehmen, das hilft Ihnen, die Schultern wirklich am Boden zu halten.

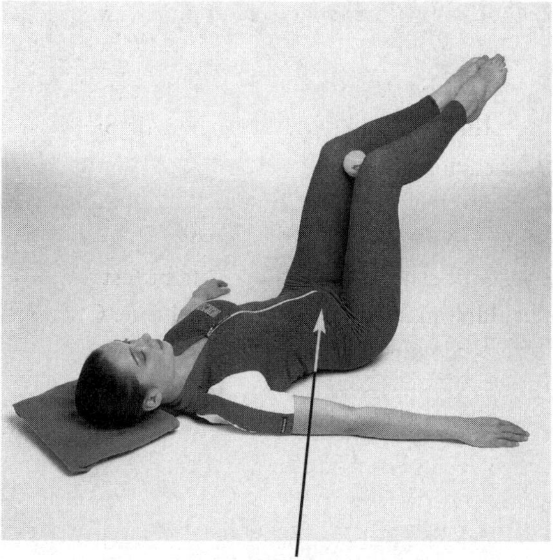

Nabel bei der Wirbelsäule lassen

Beginn der Übung

1. Atmen Sie ein, beim Ausatmen Nabel zur Wirbelsäule, dann senken Sie die Beine langsam zur linken Seite zum Boden, während Sie den Kopf zur rechten Seite drehen. Halten Sie die rechte Schulter auf dem Boden und die Knie in einer Linie.

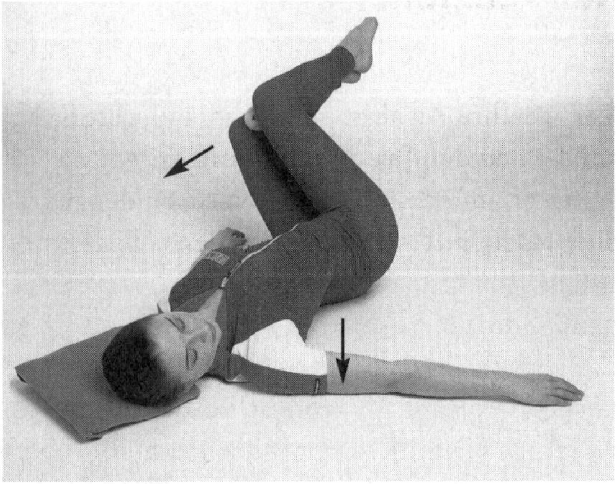

2. Atmen Sie ein, beim Ausatmen wieder Nabel zur Wirbelsäule. Dieses starke Zentrum hilft Ihnen, die Beine zurück zur Mitte zu bringen, auch den Kopf bringen Sie zugleich wieder in Mittellage.
3. Atmen Sie ein und dann aus, wiederholen Sie die Drehbewegung zur anderen Seite.

Wiederholen Sie die Übung 10-mal in beide Richtungen.

Dehnen und kräftigen

Übung 14
Der Korkenzieher

Ziel: Lernen, Ihre Arme zu benutzen, ohne die Schultern zu verspannen, und den Brustkorb zu öffnen.

Arbeiten Sie mit dem Bereich zwischen den Schulterblättern, und halten Sie die Schultern in der richtigen Position.

Die wenigsten von uns sind frei von Verspannungen im oberen Schulterbereich. Gebeugtes Arbeiten über Tischen oder dem Küchenherd, langes Sitzen am Steuer des Autos – all das begünstigt eine Haltung mit »runden Schultern« und bewirkt Verspannungen. Wenn dann noch der Alltagsstress hinzukommt, stellen sich leicht Kopfschmerzen ein, die von der Verspannung herrühren.

Es ist schon seltsam: Ein Großteil unserer Muskeln wird zu wenig beansprucht, während mit den Schultern und dem Nacken genau das Gegenteil passiert – wir überstrapazieren sie. Ein Muskel ist entweder in Bewegung oder er ruht, ist entweder zusammengezogen oder entspannt. Ein Muskel, der überspannt ist, kann nicht ruhen oder sich entspannen; er arbeitet ständig und ist niemals »ausgeschaltet«.

Eine Langzeitfolge von ständig überforderten Muskeln ist die Bildung von Milchsäure in den Muskelfasern. Normalerweise verschwindet die Milchsäure, die ein Produkt der Mus-

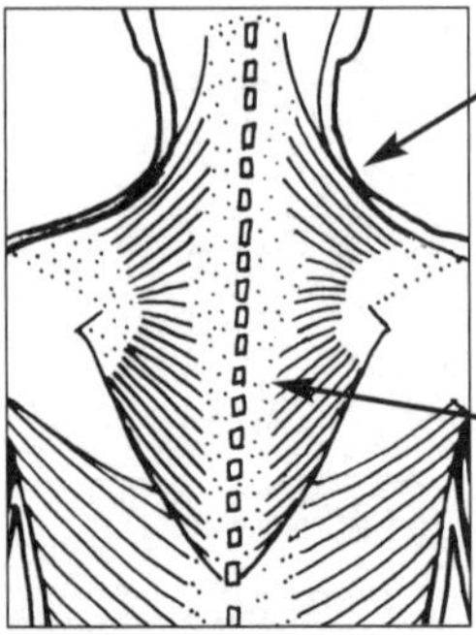

kelaktivität ist, von selbst wieder, wenn der Muskel ruht. Bekommt der Muskel aber keine Gelegenheit, sich zu entspannen, baut sich Milchsäure auf, die das Gewebe schädigt. Und wenn der Muskel wieder arbeiten soll, kann er nicht normal auf die Befehle der Nerven reagieren. Er kann seine normale Länge nicht erreichen, wenn dies erforderlich ist, und die Bewegungsfreiheit ist damit eingeschränkt. Da der Körper ein geschlossenes System darstellt, bedeutet die Beeinträchtigung einer Bewegung einen Dominoeffekt für den Rest des Körpers.

Der obere Trapezmuskel ist üblicherweise der häufigste Sitz für Verspannungen. Wir spannen ihn an, auch wenn es gar nicht nötig ist, zum Beispiel als Reaktion auf Stresssituationen oder auch beim Heben der Arme. Während der obere Trapezmuskel überbeansprucht ist, ist die untere Region unterfordert.

Wenn Sie hier Spannungen abbauen können, sparen Sie eine Menge Energie, die besser eingesetzt werden kann. Denken Sie daran, die Schultern unten zu lassen, wenn Sie die Arme heben, und bewegen Sie die Arme vom unteren Teil der Schulterblätter aus.

Checkliste

✔ Denken Sie daran, den Rücken nicht hohl zu machen, wenn Sie die Ellbogen zurücknehmen.

✔ Vergessen Sie nicht, die Schultern entspannt zu lassen und sie in dieser Position zu belassen.

Ausgangsposition

Stehen Sie in korrekter Balance: Die Wirbelsäule ist lang, aktivieren Sie die untere Bauchmuskulatur – Nabel zur Wirbelsäule.

Beginn der Übung

1. Atmen Sie zur Vorbereitung ein, und machen Sie die Wirbelsäule lang.
2. Atmen Sie aus und lassen Sie die Arme allmählich nach oben »schweben«. Lassen Sie den oberen Schulterbereich entspannt; lassen Sie die Schultern nach unten gleiten, wenn Sie die Arme heben. Verschränken Sie die Finger locker hinter dem Kopf.

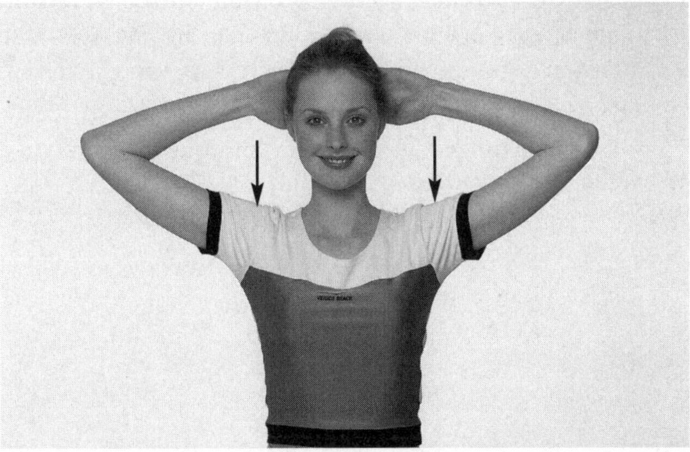

3. Beim Einatmen heben Sie die Schultern in Richtung der Ohren.
4. Atmen Sie aus und lassen Sie die Schultern wieder nach unten sinken. Atmen Sie ein und nehmen Sie die Ellbogen sanft ein kleines Stück zurück. Die Schulterblätter bewegen sich dadurch zueinander.

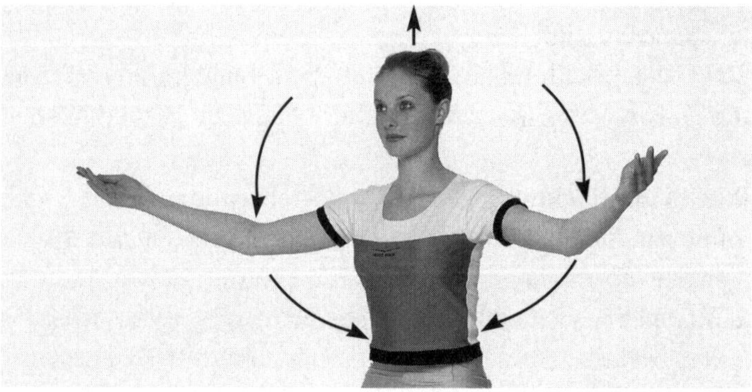

5. Atmen Sie aus, lösen Sie die Verschränkung der Finger, und bringen Sie die Arme weit geöffnet hinunter zu Ihren Seiten.
6. Während Sie die Arme senken, strecken Sie den Kopf, den Nacken und die Wirbelsäule zur Decke – so wie ein Korkenzieher.

Wiederholen Sie die Übung 3-mal.

Übung 15

Samson

Ziel: Den oberen Rücken öffnen und die Muskeln der Hand, des Handgelenks und des Vorderarms dehnen.

Das Hauptaugenmerk liegt auf dem Schultergelenk. Das Ziel ist, eine ähnliche Streckung wie beim morgendlichen Recken zu erreichen.

Mit »Samson« kräftigen Sie die Muskeln rund um das Gelenk, ohne das Gelenk selbst zu beanspruchen. Ein zentrales Anliegen der *Pilates*-Technik ist das Erlangen starker Muskeln, um ein Gelenk zu schützen und gleichzeitig die maximale Bewegungsfreiheit zu erhalten. Um das zu erreichen, ist es effektiver, ruhige, kontrollierte Bewegungen auszuführen, statt heftige, unkontrollierte und weite Bewegungen zu machen. Wenn Sie sich mit »Samson« beschäftigen, werden Sie feststellen, dass dies gar nicht so einfach ist, denn es verlangt präzise Kontrolle.

Checkliste

✔ Achten Sie darauf, die Schultern nicht nach oben zu ziehen.

✔ Lassen Sie den Nacken entspannt und lang, halten Sie den Abstand zwischen Ohren und Schultern ein.

✔ Lassen Sie die Arme ausgestreckt, so als wollten Sie die Wände des Raums berühren.

✔ Falls Sie ein Prickeln in den Fingern fühlen, senken Sie die Arme und pausieren Sie kurz, bevor Sie weitermachen.

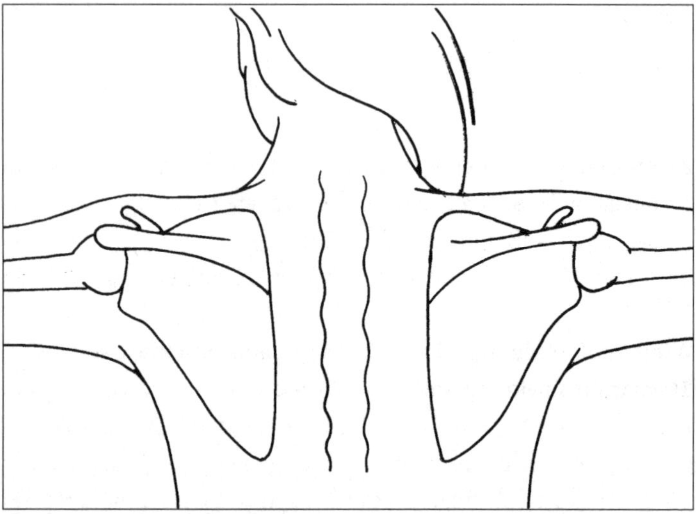

Der obere Rücken sollte »offen« und »weit« bleiben.

Beginnen Sie langsam. Wenn das Prickeln unangenehm wird, lassen Sie diese Übung aus.

✔ Erinnern Sie sich an die Anweisungen zum entspannten Stehen (Seite 51), an die lange Wirbelsäule usw.

Ausgangsposition

Stehen Sie korrekt, die Wirbelsäule ist lang.

Strecken Sie beide Arme seitlich aus, sie bilden eine Linie mit Ihren Schultern.

Beginn der Übung

1. Winkeln Sie Hände an, so als wollten Sie fest gegen imaginäre Wände drücken. Die Handballen dehnen sich weg von den Schultern.
2. Kreisen Sie mit den ganzen Armen (beide Arme gleichzeitig) ausgehend vom Schultergelenk, machen Sie ganz kleine Kreise, nicht größer als ein Golfball.
3. Atmen Sie bei einem Kreis ein, beim nächsten aus.

Wiederholen Sie die Übung 10-mal, dann beschreiben Sie 10-mal Kreise in die andere Richtung.

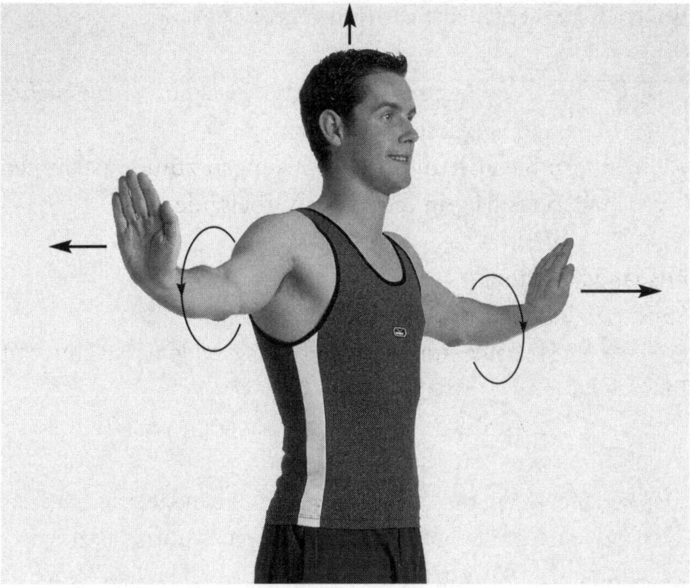

Übung 16

Seitliches Dehnen

Ziel: Die Seiten des Rumpfs behutsam dehnen; mit der Taille arbeiten; die Wirbelsäule lang machen.

Die Seiten des Körpers zu dehnen ist wichtig. Bei unseren alltäglichen Bewegungen findet nicht das Maß an Dehnung statt, das der Körper braucht. Ausreichende Dehnung wie bei dieser Übung fühlt sich wunderbar an und ist überdies wesentlich für einen gesunden Rücken. Wenn der Quadratus-lumborum-Muskel, einer der Muskeln, die für diese Übung zuständig sind, verkrampft ist, kann es zur Ausbildung eines übermäßigen Hohlkreuzes kommen.

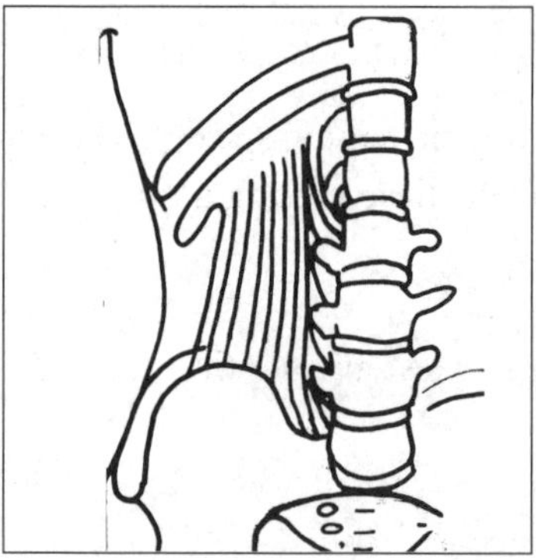

Quadratus-lumborum-Muskel

Denken Sie daran, die Wirbelsäule nach oben lang zu machen. Wenn Sie sich einfach nur zur Seite beugen, kann das zur Folge haben, dass Sie die Wirbel zusammenquetschen. Wenn Sie zuerst die Wirbelsäule lang machen, vergrößern Sie die Abstände zwischen den Wirbeln und verhindern, dass sie aneinander reiben. Dasselbe gilt für Drehbewegungen der Wirbelsäule: Denken Sie stets daran, zuerst nach oben zu strecken.

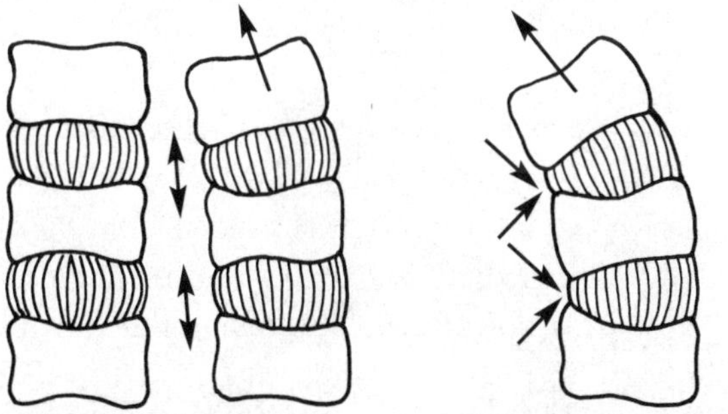

Wirbelsäule »lang machen«, um den Abstand zwischen den Wirbelkörpern zu erhalten.

Bei einer Verkürzung der Wirbelsäule riskieren Sie das Zusammendrücken der Bandscheiben.

Achtung: Wenn Sie Rückenprobleme haben, speziell mit den Bandscheiben, dann versuchen Sie diese Übung nicht.

Checkliste

✔ Halten Sie beide Hinterbacken fest auf der Sitzfläche des Stuhls.
✔ Machen Sie die Wirbelsäule lang, strecken Sie sich aus der Hüfte heraus in Richtung Deckenkante der Wand.
✔ Halten Sie Kopf und Nacken in einer Linie mit der Wirbelsäule. Vermeiden Sie es, zu Boden zu blicken.
✔ Achten Sie darauf, den unteren Rücken nicht zu wölben.
✔ Denken Sie an die Anweisung »Nabel zur Wirbelsäule«.

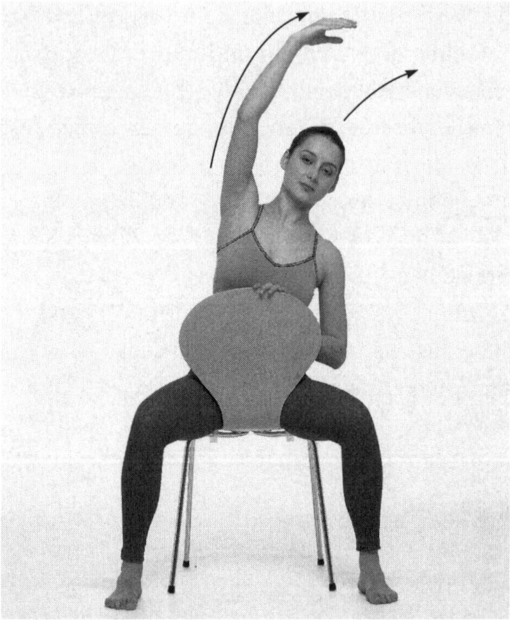

Ausrüstung

- Ein standfester Stuhl mit Lehne (nicht zu breit)

Ausgangsposition

Sie sitzen rittlings auf dem Stuhl, das Gesicht zur Lehne gekehrt. Wenn das für Sie unbequem ist, sitzen Sie wie gewohnt und stellen sich einen anderen Stuhl umgekehrt vor sich hin.

Beginn der Übung

1. Legen Sie eine Hand auf die Stuhllehne vor Ihnen.
2. Heben Sie den anderen Arm über Ihren Kopf, die Handfläche weist nach unten.

3. Atmen Sie ein und machen Sie die Wirbelsäule lang.
4. Atmen Sie aus, Nabel zur Wirbelsäule, und strecken Sie den Arm ausgehend von der Hüfte und der Taille in Richtung der Deckenkante. Das Gesäß bleibt dabei zur Gänze fest auf der Sitzfläche, die Hüften im rechten Winkel dazu. Dehnen Sie langsam, dann lassen Sie wieder locker. Führen Sie die Übung 3-mal aus; atmen Sie beim Strecken aus, atmen Sie ein, wenn Sie zurückgehen.
5. Atmen Sie ein, während Sie zum Zentrum zurückgehen.
6. Atmen Sie aus, während Sie den Arm senken – weit geöffnet wie beim »Korkenzieher« (Seite 103).

Wiederholen Sie die Übung 3-mal auf jeder Seite.

Übung 17

Taille drehen

Ziel: Mit der Taille arbeiten; die richtige Haltung des Oberkörpers erlangen, ohne zu verspannen; mit dem Bereich zwischen den Schulterblättern arbeiten und die vordere Schulterpartie öffnen.

Hierbei handelt es sich um eine weiterführende und ergänzende Übung zu »Hüfte rollen« (Seite 100), bei der Sie den Oberkörper stabilisierten und die untere Hälfte drehten. Nun ist es der Unterkörper, der stabil bleibt. Stellen Sie sich vor, Sie würden sich rund um die Rutschstange eines Feuerwehrhauses drehen, die direkt durch Ihre Wirbelsäule geht.

Achtung: Seien Sie vorsichtig, wenn Sie Rückenprobleme haben.

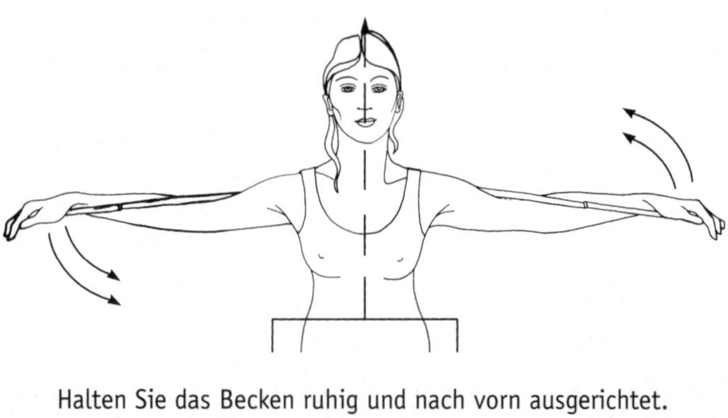

Halten Sie das Becken ruhig und nach vorn ausgerichtet.

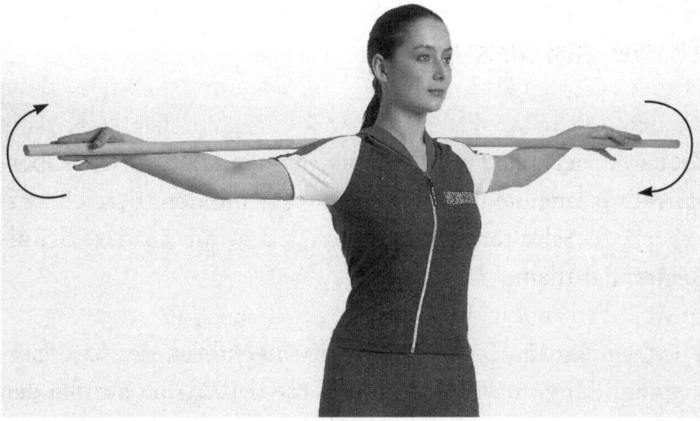

Checkliste

✔ Halten Sie die Hüften gerade – wenn Sie das nicht tun, geht der Dehnungseffekt verloren (Ost-West-Position).

✔ Neigen Sie sich nicht nach hinten oder vorn. Dehnen Sie sich immer weiter nach oben.

✔ Wölben Sie den Rücken nicht; denken Sie an die Nord-Süd-Position mit einer neutralen Wirbelsäule.

✔ Sie sollten die Bewegung nicht mit einer Schulter »führen«.

Ausrüstung

- Ein 1,5–2 m langer Stab (ideal ist ein dicker Bambusstab, da er ein wenig biegsam ist)
- Eventuell ein Sessel

Ausgangsposition

Diese Übung kann entweder sitzend oder stehend ausgeführt werden. Möglicherweise fällt Sie Ihnen anfangs im Sitzen leichter, bis Sie gelernt haben, das Becken ruhig zu halten, während Sie den Oberkörper drehen.

Legen Sie den Stab quer über Ihre Schultern, die Arme führen Sie unter dem Stab durch, die Hände ruhen auf dem Stab. Wenn das für Sie zu unbequem ist, halten Sie die Arme seitlich ausgestreckt. Senken Sie die Arme, sobald sie ermüden.

Beginn der Übung

1. Atmen Sie ein und machen Sie die Wirbelsäule lang.
2. Atmen Sie aus, Nabel zur Wirbelsäule, halten Sie Ihr Becken ruhig, blicken Sie gerade nach vorn und drehen Sie nun den Oberkörper, so weit es geht. Auch Ihr Kopf bewegt sich mit. Drehen Sie sich nur so weit, wie Sie können, und halten Sie das Becken gerade und ruhig.

Wiederholen Sie die Übung 10-mal in jede Richtung.

Übung 18

Strecken mit dem Stab

Ziel: Die Schultern entspannen, während Sie die Arme heben; Spannungen im oberen Schulterbereich vermeiden; den Brustkorb öffnen und den Deltamuskel dehnen; den richtigen Sitz der Schulterblätter erreichen; mit dem unteren Teil des Trapezmuskels und des Latissimus-dorsi-Muskels arbeiten.

Wir wissen bereits, wie Verspannungen im oberen Schulterbereich entstehen und dass sie negative Auswirkungen auf die Haltung haben. Diese Übung eignet sich wunderbar, um die vorderen Schultern zu öffnen, runden Schultern vorzubeugen und den unteren Trapez- und den Latissimus-dorsi-Muskel auszubilden.

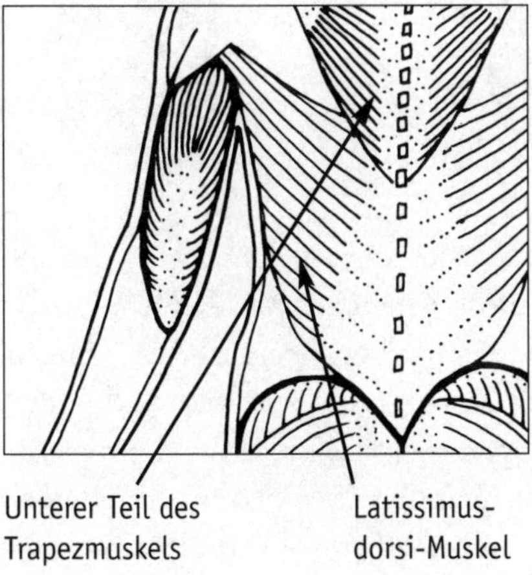

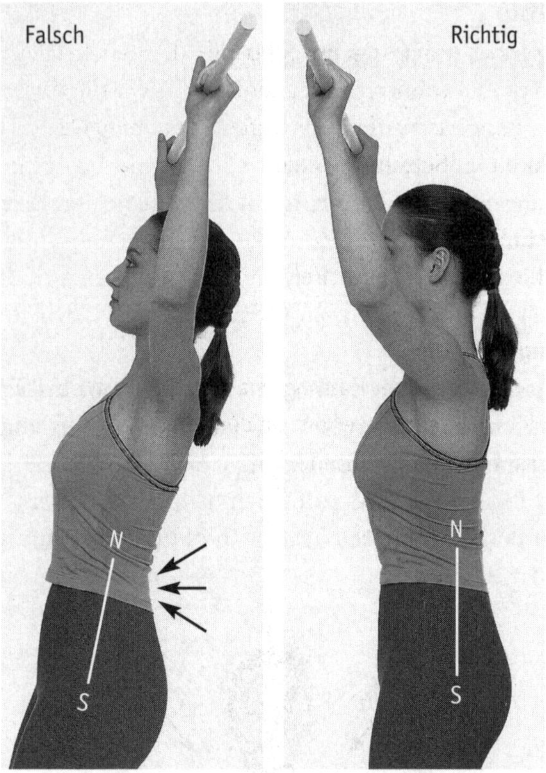

Vermeiden Sie, dass sich der Rücken wölbt, denken Sie an die Nord-Süd-Position. Versuchen Sie, den Kopf nicht einzuziehen, wenn Sie den Stab über Ihren Scheitel bringen.

Versuchen Sie außerdem, beide Schultern und Arme in gleichem Maß zu bewegen, es sollte nicht vorkommen, dass eine Schulter dominiert. Erinnern Sie sich an die Anweisungen zum »Entspannten Stehen« (Seite 51), machen Sie die Wirbelsäule lang.

Checkliste

✔ Es ist besonders wichtig, dass Sie den Rücken nicht wölben (kein Hohlkreuz machen!), wenn Sie die Arme heben. Das passiert häufig als Ausgleich zu mangelnder Beweglichkeit im Schultergelenk.

Ausrüstung

- Ein langer Stab (Besenstiel)

Ausgangsposition

Stehen Sie in korrekter Haltung, machen Sie die Wirbelsäule lang. Halten Sie den Stab locker mit beiden Händen, die einen Abstand von etwa 1 m haben sollten.

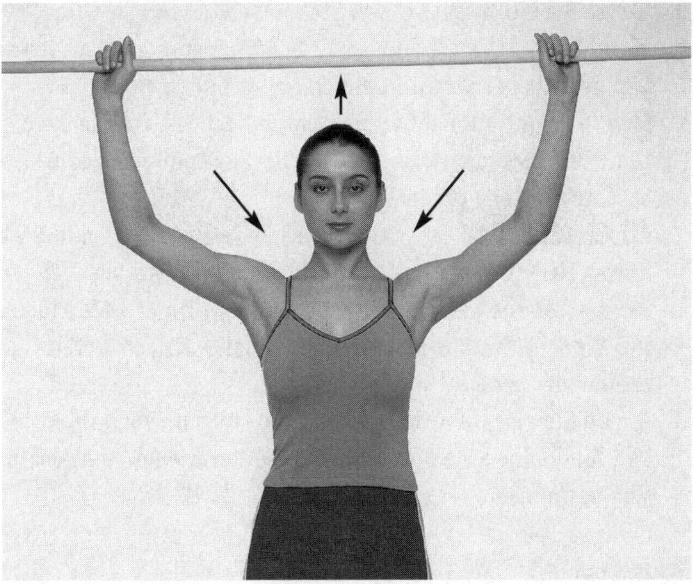

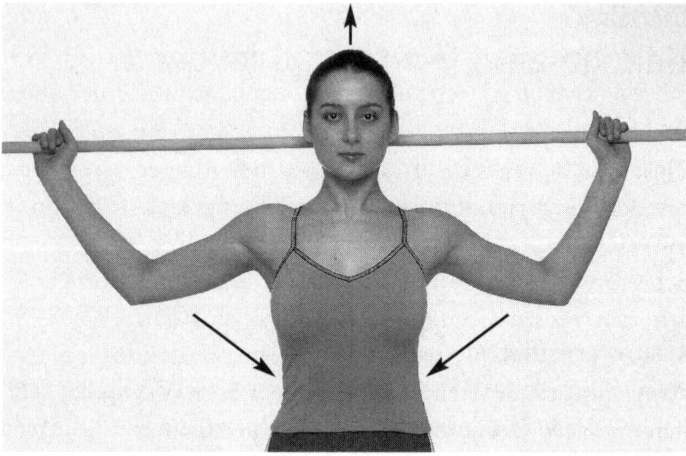

Beginn der Übung

1. Atmen Sie ein, wenn Sie den Stab heben, lassen Sie Ihre Hände und den Stab die Arme und Schultern führen. Versuchen Sie, den oberen Schulterbereich entspannt zu halten. Ziehen Sie die Schultern nicht zu den Ohren hoch, lassen Sie sie unten, wenn Sie die Arme heben. Die Bewegung soll von den Schulterblättern ausgehen.
2. Atmen Sie aus, Nabel zur Wirbelsäule, während Sie den Stab hinter sich senken. Halten Sie ihn nahe am Körper, beugen Sie die Ellbogen – es sieht dann aus, als hätten Sie Flügel. Die Rippen und die Schulterblätter sollten nach unten und zueinander gehen.
3. Atmen Sie ein, während Sie den Stab langsam von hinten heben, und atmen Sie aus, während Sie ihn wieder langsam vor sich senken.

Wiederholen Sie die Übung 10-mal.

Übung 19

Handgelenk, Hände und Finger

Ziel: Die Beweglichkeit der Hände und Finger verbessern; mit den Beugern und Streckern des Handgelenks arbeiten.

Schreiben Sie den ganzen Tag auf der Schreibmaschine oder arbeiten Sie am Computer? Sitzen Sie den ganzen Tag am Steuer? Das sind nur drei von unzähligen Tätigkeiten, die die Arme und Hände in eine unnatürliche Position zwingen. Sehnenscheidenentzündung wird durch die ständige Wiederholung der immer gleichen Tätigkeit verursacht.

Das andere Extrem ist überhaupt keine Bewegung – und auch das verursacht Probleme. Die Beweglichkeit der Fingergelenke zu erhalten ist wichtig, sie sollen offen, flexibel und »gut geölt« sein. Das erreichen Sie nur mit Bewegung!

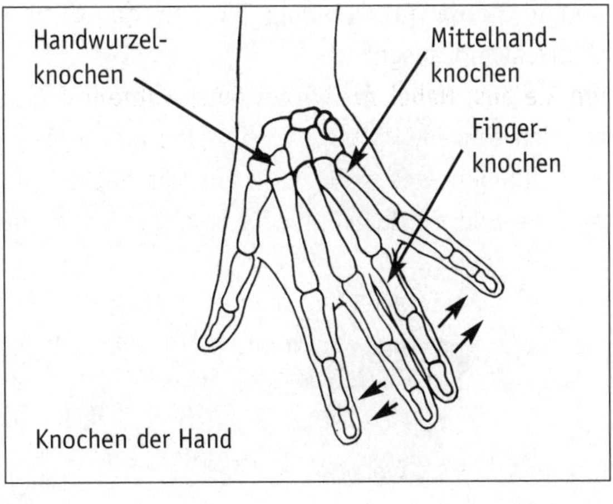

Knochen der Hand

Checkliste

✔ Spannen Sie die Schultern nicht an, während Sie mit Armen und Händen arbeiten – lassen Sie sie locker hängen.

Ausgangsposition

Stehen Sie in korrekter Haltung; Sie können auch sitzen.

Beginn der Übung

Teil 1

1. Atmen Sie zur Vorbereitung ein, machen Sie die Wirbelsäule lang.
2. Beide Ellbogen sind gebeugt, atmen Sie aus, während Sie beide Arme ausstrecken und die Hände nach oben anwinkeln. Sie »drücken« durch das Handgelenk, den Handballen, die Handfläche und die Finger. Es fühlt sich an, als würden Sie durch Wasser drücken.
3. Atmen Sie beim Zurücknehmen der Arme ein.

Wiederholen Sie die Übung 8-mal.

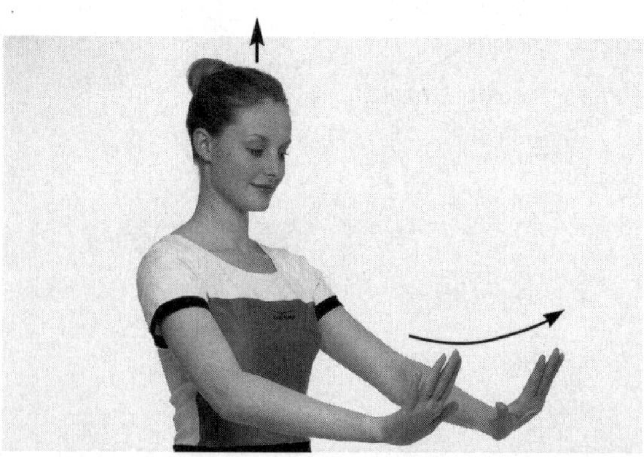

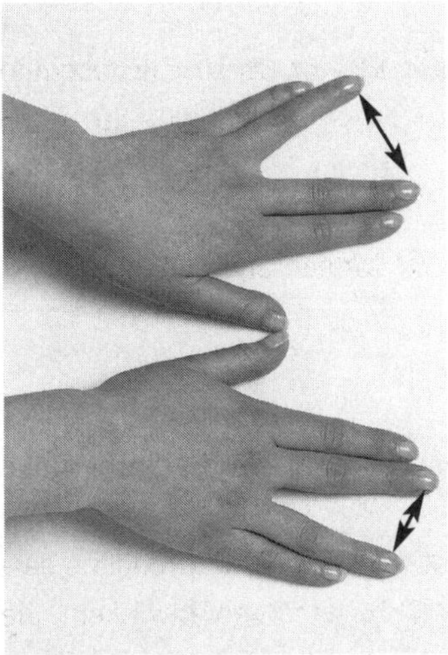

Teil 2

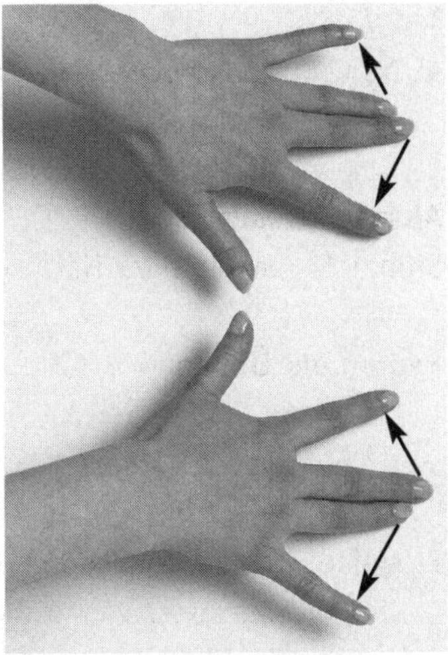

Teil 3

Teil 2

1. Halten Sie die Hände vor sich, die Ellbogen sind locker.
2. Legen Sie Zeige- und Mittelfinger aneinander, und entfernen Sie beide von Ringfinger und kleinem Finger.
3. Gehen Sie wieder zurück.

Wiederholen Sie die Übung 8-mal.

Teil 3

1. Legen Sie den Mittel- und den Ringfinger zusammen, und entfernen Sie den kleinen Finger und den Zeigefinger von beiden.
2. Gehen Sie wieder zurück.

Wiederholen Sie die Übung 8-mal.

Teil 4

1. Spielen Sie auf einem imaginären Klavier, lassen Sie dabei die Handflächen unten.
2. Spielen Sie weiter, aber nun nehmen Sie die Handflächen nach oben.

Übung 20

Beugen (Curl-ups)

Ziel: Die Unterbauchmuskeln kräftigen, im Besonderen den Transversus abdominis; lernen, wie Sie den Oberkörper beugen, während der Nabel bei der Wirbelsäule bleibt, und wie Sie die Wirbelsäule wie ein Rad benutzen.

Wir haben schon erläutert, wie sehr schwache Bauchmuskeln zu Rückenproblemen beitragen können (siehe Seite 36). Diese Beugeübung ist eine effektive Maßnahme, um die Muskeln zu kräftigen.

Damit sie effizient ist, muss der untere Bauchbereich flach bleiben. Wir haben auch darauf hingewiesen, dass »Länge« im vorderen Teil des Körpers wichtig ist. Das ist zwar schwierig zu erreichen, aber ein wesentlicher Aspekt dieser Übung. Ohne diese Voraussetzung verkürzen Sie einfach die Vorderseite des Körpers.

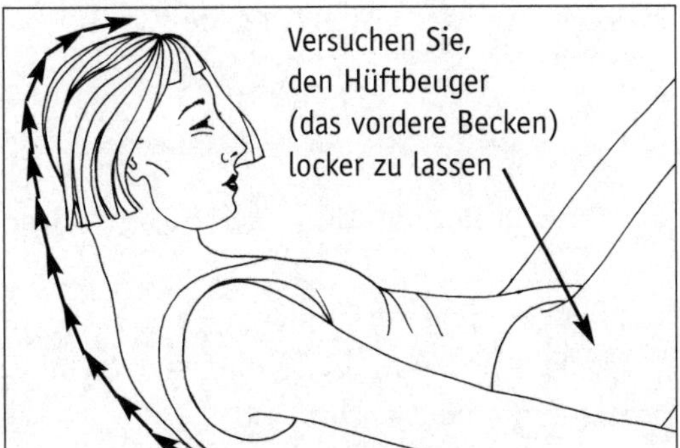

»Rollen« Sie die Wirbelsäule vom Boden hoch – wie ein Rad.

Im Englischen heißen die Bewegungen »Curl-ups«, und das mit gutem Grund: Sie sollen den Körper tatsächlich »hochrollen« – und sich nicht einfach aufsetzen. Wenn Sie die Übung schlampig durchführen, ist das nur verlorene Zeit. Machen Sie sie also langsam und sorgfältig.

Wieder einmal ist hier die Imagination eines Rads von Nutzen: Wenn Sie sich vorstellen, Kopf und Nacken wie ein Rad vom Boden zu rollen, dann werden Sie sich besser entspannen und Anspannung verhindern. Lassen Sie beim »Rollen« das Brustbein locker, das wird Ihnen ebenfalls helfen.

Vergessen Sie nicht, nach jedem Hochrollen die Ellbogen zu öffnen – das wirkt runden Schultern entgegen.

Achtung: Wenn Sie Nackenprobleme haben, zum Beispiel ein Schleudertrauma, sollten Sie besser auf diese Übung verzichten. Sie finden in diesem Buch genügend andere Übungen, um die Bauchmuskeln zu kräftigen, etwa »Single leg stretch« (Seite 136), mit einem Polster unter Kopf und Nacken, oder »Der Stern« (Seite 165).

Hören Sie mit der Übung auf, wenn Sie sich dabei unwohl fühlen.

Checkliste

✔ Halten Sie beim Hochkommen die Unterbauchmuskeln flach.
✔ Halten Sie die Innenschenkel zusammen.
✔ Lassen Sie den Nacken lang und die Schultern entspannt, aber ziehen Sie das Kinn nicht zu weit an.
✔ Heben Sie das Steißbein nicht vom Boden weg. Lassen Sie

es lang und versuchen Sie, im Bereich des Hüftgelenks locker zu bleiben.

Ausrüstung

- Ein Tennisball
- Ein kleines, flaches Polster

Ausgangsposition

Legen Sie sich auf den Rücken, die Füße flach am Boden, die Knie gebeugt und zusammengepresst. Legen Sie ein Polster unter den Kopf, nehmen Sie einen Tennisball zwischen die Knie. Spannen Sie die Gesäßbacken nicht an.

Als Alternative zu dieser Position können Sie die Füße an der Wand abstützen, die Knie sollten einen rechten Winkel bilden, sodass der Rücken in neutraler Stellung am Boden bleibt.

Beginn der Übung

1. Legen Sie einen Arm unter Ihren Nacken, die Hand unter Ihrem Kopf, und die andere Hand auf die Unterbauchmuskeln.

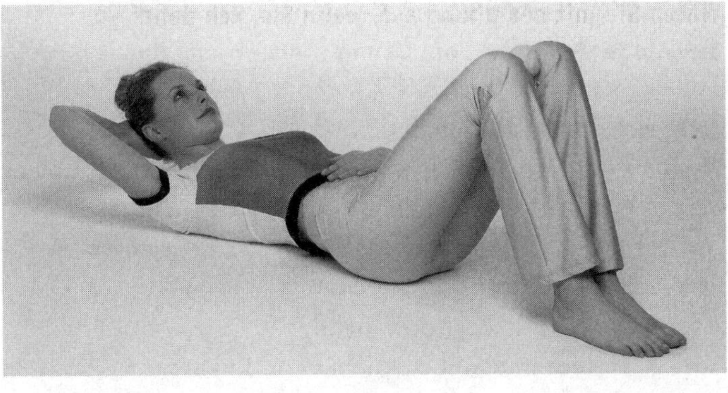

Halten Sie die Innenschenkel während der ganzen Übung zusammengepresst.

2. Atmen Sie zur Vorbereitung ein.
3. Wenn Sie beginnen auszuatmen, halten Sie den Unterbauch flach, Nabel zur Wirbelsäule, das macht die untere Wirbelsäule lang. Das Steißbein bleibt am Boden und dehnt sich von Ihnen weg.
4. Halten Sie die Länge in der Vorderseite des Körpers, heben Sie langsam den Kopf und den Ellbogen, blicken Sie zu Ihrem Bauch und rollen Sie möglichst sanft die Schultern und den Nacken vom Boden hoch. Halten Sie den Nacken lang, und ziehen Sie das Kinn nicht an.
5. Führen Sie die Übung nur so weit aus, wie Sie Ihren Bauch flach halten können. Sobald er beginnt, sich aufzuwölben, rollen Sie zurück. Es ist sehr wichtig, dass Sie am Nacken nicht mit der Hand »ziehen«.
6. Atmen Sie ein, wenn Sie wieder langsam zurückrollen.
7. Lassen Sie den Kopf wieder auf den Boden sinken, und öffnen Sie beide Ellbogen.

Wiederholen Sie die Übung 5-mal, dann wechseln Sie die Hände und führen die Übung wieder 5-mal durch.

Fortgeschrittene Version der Curl-ups

Wenn Sie es geschafft haben, den Bauch flach zu halten, können Sie beide Hände neben die Ohren legen.

Öffnen Sie die Ellbogen jedes Mal, wenn Sie wieder zum Boden zurückgerollt sind.

Übung 21

Diagonal beugen (Obliquus Curl-ups)

Ziel: Die schrägen Bauchmuskeln trainieren, ohne den Nacken anzuspannen, und gleichzeitig auf das Rollen der Wirbelsäule zu achten.

Die Obliquus-Muskeln, die schrägen Bauchmuskeln, liegen verschränkt im Bauchbereich und sind zuständig für das Abwinkeln und Drehen des Rumpfes sowie für das Zurseitebeugen. Diese Muskeln sind sehr unterbeansprucht, obwohl sie einen wichtigen Einfluss auf die Haltung haben. Wenn Sie Ihren linken Ellbogen in Richtung rechtes Knie bringen, dann trainieren Sie den linken äußeren Obliquus-Muskel,

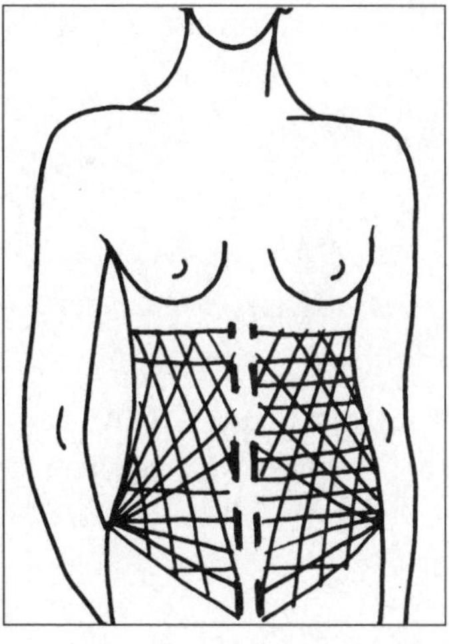

Die Obliquus-Muskeln »verschränken« sich wie ein Korsett um Ihren Oberkörper.

den rechten inneren Obliquus-Muskel, den Rectus abdominis und natürlich auch den Transversus abdominis.

Sobald Sie den rechten Ellbogen zum linken Knie nehmen, sind der rechte äußere Obliquus-Muskel und der linke innere Obliquus-Muskel betroffen. Wie auch immer, es ist harte Arbeit!

Achtung: Versuchen Sie diese Übung nicht, wenn Sie mit dem Nacken Probleme haben!

Checkliste

✔ Machen Sie keine ruckartigen Bewegungen, führen Sie die Bewegung ruhig und rund aus.
✔ Achten Sie auf Ihren Nacken – passen Sie auf, dass er nicht gezerrt wird.
✔ Halten Sie die Innenschenkel zusammengepresst, halten Sie das Steißbein unten und die Muskeln rund um das Hüftgelenk entspannt.
✔ Halten Sie den Unterbauch flach.

Ausrüstung

- Ein Tennisball
- Ein kleines, flaches Polster

Ausgangsposition

Beginnen Sie genau wie bei der letzten Übung (»Curl-ups«). Legen Sie ein Polster unter den Kopf, nehmen Sie einen Tennisball zwischen die Knie.

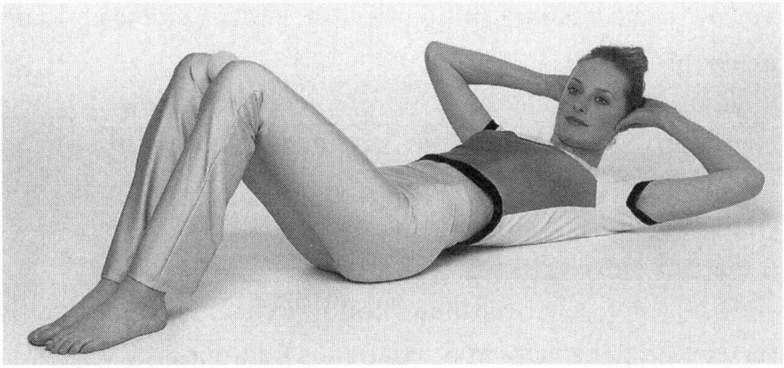

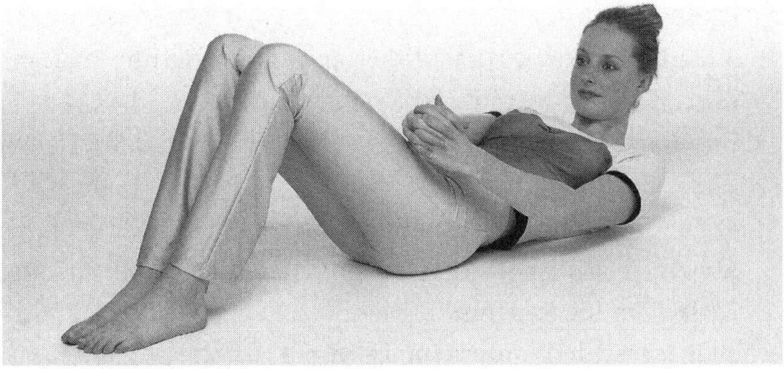

Beginn der Übung

1. Nehmen Sie beide Hände seitlich hoch zu den Ohren. Sie sollten die Innenschenkel während der gesamten Dauer der Übung zusammenhalten.
2. Atmen Sie zur Vorbereitung ein, beim Ausatmen nehmen Sie den Nabel zur Wirbelsäule und rollen langsam und sanft hoch, wobei Sie die rechte Schulter schräg nach vorn zum linken Knie bringen; die Ellbogen bleiben offen. Rollen Sie, keine ruckartigen Bewegungen! Lassen Sie den Nacken lang, ohne das Kinn anzuziehen. Der Bauch bleibt flach.

3. Das Ende der Wirbelsäule bleibt lang, und das Steißbein bleibt unten.
4. Atmen Sie ein und rollen Sie langsam wieder zurück.
5. Öffnen Sie die Ellbogen zur Seite und zum Boden.

Wiederholen Sie die Übung abwechselnd 5-mal auf jeder Seite.

Fortgeschrittene Version der Obliquus Curl-ups

1. Strecken Sie die Arme vor sich aus, und verschränken Sie die Finger.
2. Atmen Sie aus, Nabel zur Wirbelsäule, heben Sie den Kopf und blicken Sie auf Ihren Bauch. Stellen Sie sich vor, dass jemand Ihre Hände an einer Schnur nach links zieht – zählen Sie bei dieser Bewegung bis 3.
3. Atmen Sie ein und gehen Sie wieder zur Mitte zurück.
4. Atmen Sie aus und bewegen Sie die Hände zur anderen Seite.
5. Zählen Sie bis 3. Atmen Sie ein, sobald Sie wieder zur Mitte gehen, atmen Sie aus, wenn Sie wieder zum Boden zurückkommen.
6. Wiederholen Sie die Übung auf der gleichen Seite.

Machen Sie die Übung 10-mal auf jeder Seite.

Übung 22

Bein drehen

Ziel: Lernen, das Bein aus dem Hüftgelenk heraus zu drehen, ohne Knie oder Knöchel falsch zu belasten; die tief liegenden Muskeln für die Drehung des Beins trainieren.

Wird diese Übung richtig ausgeführt, ist sie sehr effizient, da sie Stabilität und Kraft erhöht und Ihnen ein Gefühl des Öffnens von der Mitte heraus vermittelt. Der Bewegungsspielraum des Beins wird erhöht, da der Große Trochanter, ein Teil des oberen Schenkelknochens, »aus dem Weg geräumt« wird. Das ermöglicht dem Schenkelknochen größere Beweglichkeit innerhalb des Hüftgelenks.

Die Übung stellt allerdings auch Fallen, wie Ihnen Tänzer bestätigen werden. Wenn sie nämlich falsch ausgeführt wird, kommt es zum Desaster: Bei einer Drehung des Beins aus dem Knie oder dem Fuß heraus, vor allem wenn die Bewegung mit Gewalt erfolgt, schädigen sie beide.

Wie gehen Sie nun sicher an die Übung heran? Die Antwort liegt in der ganzheitlichen Bewegung, das heißt, Sie drehen das gesamte Bein aus dem Hüftgelenk heraus. Dieses »Ausdrehen« ist eine Bewegung, die das Drehen des ganzen Beins verlangt, nicht nur des Knies oder Unterschenkels. Das Verhältnis bzw. die Linie von Knie, Fuß und Knöchel bleibt exakt gleich – so als würde das Bein gerade nach vorn zeigen.

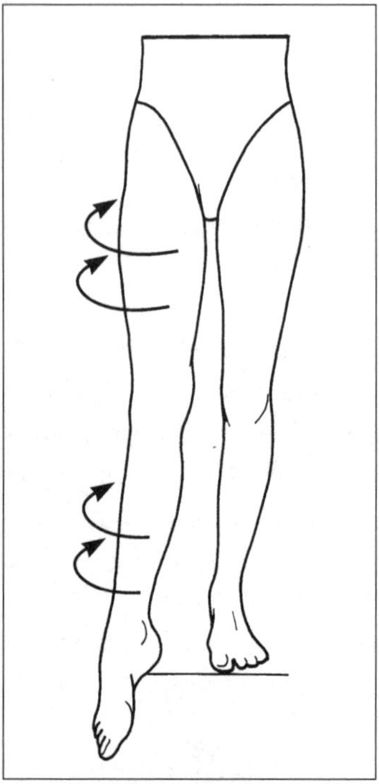

Stellen Sie sich eine spiralförmige Bewegung aus dem Hüftgelenk zu den Zehen hin vor. Sie werden dieses »Ausdrehen« bei vielen anderen Übungen brauchen.

Achtung: Bei Ischias-Problemen sollten Sie das »Ausdrehen« vermeiden. Arbeiten Sie lediglich mit parallel geführten Beinen.

Checkliste

✔ Achten Sie darauf, dass das ganze Bein ausgedreht wird, nicht nur Knie oder Fuß.

✔ Halten Sie das Becken gerade.

Ausgangsposition

Stehen Sie entspannt und im Gleichgewicht.

Beginn der Übung

1. Verlagern Sie Ihr Gewicht auf das rechte Bein.
2. Legen Sie die linke Hand auf das linke Hüftgelenk.
3. Strecken Sie den linken Fuß leicht, und lassen Sie ihn am Boden vorwärts gleiten.
4. Drehen Sie nun das ganze Bein aus der Hüfte heraus, machen Sie spiralförmige Bewegungen. Sie sollten spüren, dass die Bewegung aus der Hüfte kommt, von dort, wo Ihre Hand liegt. Das Becken muss gerade bleiben, verhindern Sie, dass es sich dreht oder kippt. Lassen Sie den Fuß zurückgleiten.

Wiederholen Sie die Übung 5-mal mit jedem Bein.

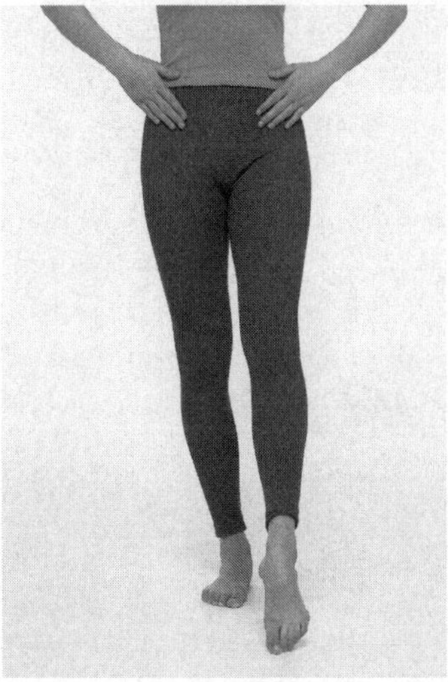

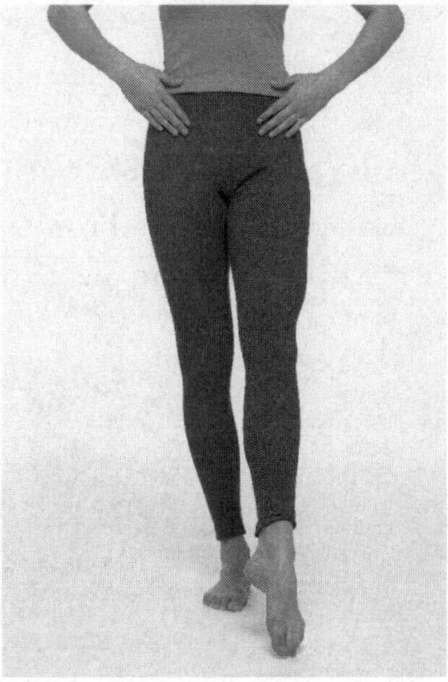

Übung 23

Single leg stretch

Ziel: Die Bauchmuskeln kräftigen; Koordination und Kontrolle verbessern; lernen, mit den Hüftbeugern zu arbeiten und die Muskeln der Innenschenkel (Adduktoren) zu trainieren, um ein Maximum an Beweglichkeit im Hüftgelenk zu erlangen (»Ausdrehen«).

Dies ist eine schwierige Übung – aber großartig geeignet, um die Bauchmuskeln zu kräftigen, ohne den Rücken zu belasten, und das »Ausdrehen« zu trainieren. Sie erfordert ein hohes Maß an Konzentration und Koordination. Wenn Sie während der Übung über Ihre Einkaufsliste nachdenken, wird es nicht klappen!

Lesen Sie die Anweisungen unbedingt mehrmals, bevor Sie mit dieser Übung beginnen. Darüber hinaus wäre es sinnvoll, die Handbewegungen zuerst separat zu machen, da sie einer gewissen Fertigkeit bedürfen.

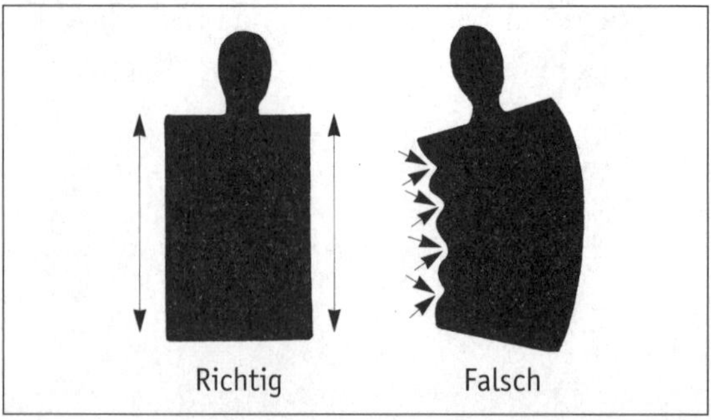

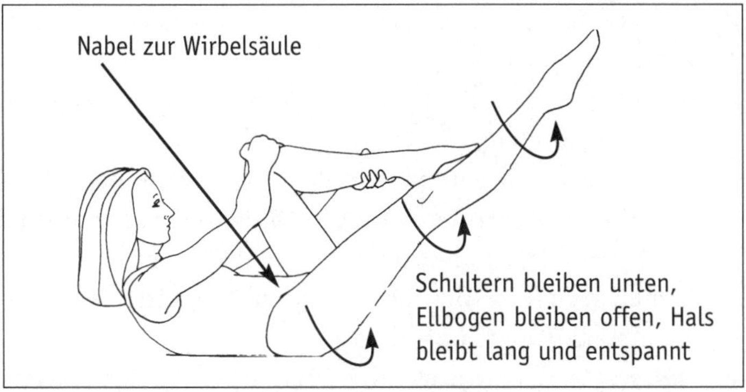

Stellen Sie sich vor, das Bein kilometerlang zu strecken und auszudrehen – es nimmt kein Ende. Denken Sie daran, dass die Seiten- oder Brustkorbatmung hier wichtig ist, atmen Sie tief und voll.

Versuchen Sie, den Rumpf »rechteckig« zu halten, also verkürzen Sie nicht eine Seite.

Achtung: Immer wenn Sie das Gefühl haben, dass der Nacken zu sehr anspannt, senken Sie den Kopf. Wenn Sie Probleme mit dem Nacken haben oder meinen, die Übung sei zu anstrengend für Ihren Nacken, verwenden Sie ein Polster oder eine keilförmige Unterlage, um Kopf und Nacken zu stützen.

Checkliste

✔ Wenn Sie diese Übung zum ersten Mal machen, vergewissern Sie sich, dass das eine Knie gebeugt ist und festgehalten wird, bevor das andere Bein sich streckt. Wenn Sie mit der Bewegung schon etwas vertrauter sind, können Sie gleichzeitig die Hände wechseln und die Beine strecken.

- ✔ Die Bewegungen sollen fließen, sie müssen langsam und kontrolliert erfolgen.
- ✔ Auf keinen Fall sollte Ihnen »die Sonne unter den Rücken scheinen können«! Lassen Sie den Rücken fest auf dem Boden ruhen. Wenn Sie merken, dass sich Ihr Rücken wölbt, dann vergrößern Sie den Winkel des gestreckten Beins (heben Sie es höher an).
- ✔ Achten Sie darauf, dass die Schultern während der gesamten Übung entspannt bleiben.
- ✔ Das Kinn sollte ein wenig in Richtung des Brustkorbs weisen, aber nicht angezogen werden, sodass Nacken und Rücken lang bleiben.
- ✔ Wenn Sie Ihre Fußknöchel nicht erreichen können, halten Sie die Seiten der Schienbeine.

Bitte lesen Sie die Checkliste sehr sorgfältig, bevor Sie mit dieser Übung beginnen.

Ausrüstung

- Bei Nackenproblemen oder wenn sich der Nacken überanstrengt, ist ein großes, festes Polster angebracht.

Ausgangsposition

Legen Sie sich auf den Rücken. Atmen Sie aus, Nabel zur Wirbelsäule, ziehen Sie zuerst das eine Knie, dann das andere zum Brustkorb. Die Zehen können sich berühren, nicht aber die Fersen. Halten Sie die Füße sanft gestreckt. Die Hände ruhen an den Außenseiten der Waden. Die Ellbogen bleiben offen, damit sich der Brustkorb voll ausdehnen kann.

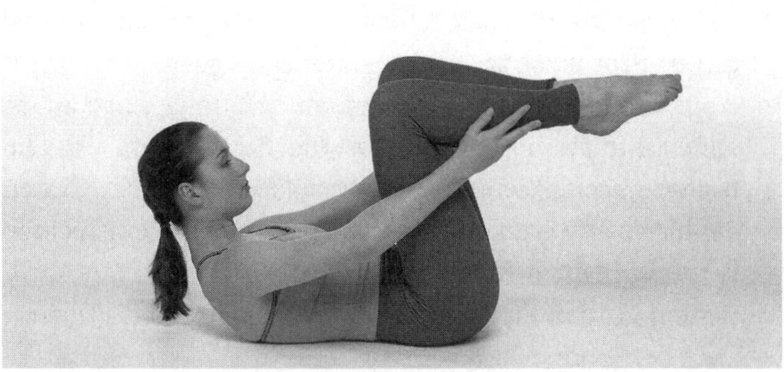

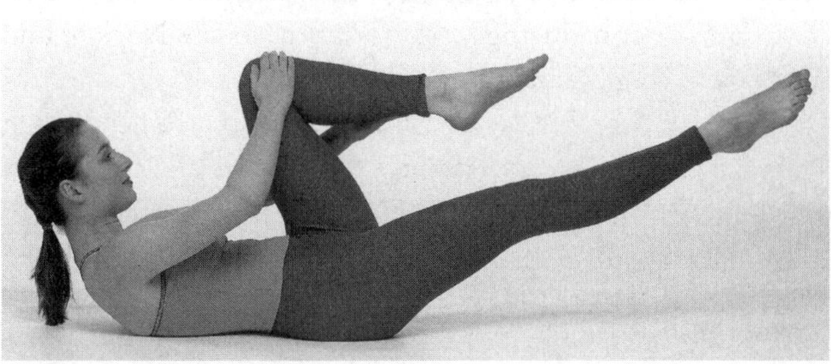

Beginn der Übung

1. Atmen Sie ein, lockern Sie das Brustbein, dann rollen Sie langsam Kopf, Nacken und Schultern vom Boden hoch und blicken auf Ihren Bauch – lassen Sie dabei etwas Platz unter dem Kinn. Wenn Sie ein Polster verwenden, lassen Sie den Kopf darauf ruhen.
2. Atmen Sie aus, Nabel zur Wirbelsäule, aktivieren Sie die untere Bauchmuskulatur. Strecken Sie das linke Bein aus, drehen Sie das ganze Bein aus dem Hüftgelenk heraus – es soll dabei ein Winkel von etwa 45 Grad zum Boden gebildet werden. Die Zehen sind sanft gestreckt.

3. Atmen Sie tief ein und beginnen Sie, das Bein wieder zu beugen und zur Brust bzw. zur Schulter zu bringen.
4. Wechseln Sie die Hände, sodass nun Ihre linke Hand an der Außenseite des linken Beins und die rechte Hand an der Innenseite des linken Knies ist. Atmen Sie aus, prüfen Sie, ob der Nabel noch bei der Wirbelsäule ist, und strecken Sie dann das rechte Bein, drehen Sie es aus der Hüfte heraus. Atmen Sie tief ein, sobald das Bein wieder zurück zur Schulter kommt.

Machen Sie die Übung 10-mal mit jedem Bein.

Übung 24
Die Hundert

Ziel: Die Blutzirkulation und die Atmung anregen; die Übung lehrt Kontrolle und den Rumpf ohne Verspannung zu stabilisieren. Atmung und Bewegung werden koordiniert und die Kondition verbessert.

Der obere Rücken wird geöffnet, Bauch- und Nackenmuskeln werden trainiert, ebenso die Brustmuskeln.

Irgendwann ist es in jeder *Pilates*-Stunde so weit: »Die Hundert« ist angesagt. Meist geht dann ein Murren durch den ganzen Raum. Aber alle wissen, dass sie sich anschließend wunderbar fühlen werden – völlig frisch und wie neugeboren. Hier lernen Sie eine etwas vereinfachte Version – ja, das ist tatsächlich die einfache Version!

Dabei zeigt sich ganz deutlich, wie wichtig die Brustkorbatmung ist, also in die Seiten oder den Rücken zu atmen. Wenn Sie in den Unterbauch atmen würden, bliebe der Rü-

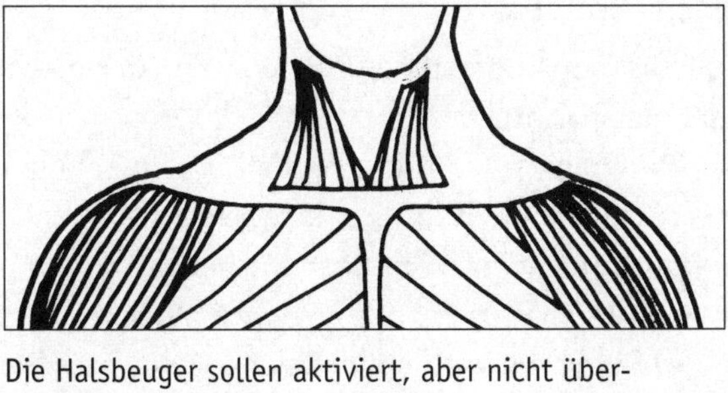

Die Halsbeuger sollen aktiviert, aber nicht überanstrengt werden.

cken ungeschützt und könnte zu schmerzen beginnen. Zu flaches Atmen bewirkt, dass Sie zu wenig Sauerstoff bekommen. Erinnern Sie sich an die vorangegangenen Atemübungen!

Die Beugemuskeln des Nackens sind zentrale Muskeln für die Haltung. Im Allgemeinen sind die Nackenstrecker stark ausgebildet, kräftig und kurz. Diese Übung dehnt sie, während gleichzeitig mit den Beugern gearbeitet wird.

Achtung: Es handelt sich hier um eine schwierige Übung, und Sie sollten sie nicht ausführen, bevor Sie sicher sind, dass das ohne Überanstrengung geht. Lesen Sie die Anweisungen mehrmals. Üben Sie das »Pumpen« und Atmen, bevor Sie die angehobenen Beine dazunehmen. Gehen Sie es nicht zu streng an. Wenn Sie bei der Übung Bedenken haben, lassen Sie sie aus. Bei Nackenproblemen lassen Sie den Kopf auf einem Polster ruhen. Bei Rückenproblemen fragen Sie erst Ihren Arzt.

Checkliste

- ✔ Der Rücken sollte sich keinesfalls vom Boden entfernen, lassen Sie ihn fest liegen. Falls er zu schmerzen anfängt, biegen Sie die Knie mehr, aber lassen Sie sie nicht wegsacken!
- ✔ Legen Sie den Kopf auf das Polster, wenn der Nacken sich zu sehr anspannt.
- ✔ Das »Pumpen« soll auf keinen Fall in den Schultern weh tun – lassen Sie die Ellbogen ganz leicht gebeugt.
- ✔ Die Bauchmuskeln sollen flach bleiben.
- ✔ Diese Übung hat zwei Stufen. Gehen Sie nicht zur nächsten Stufe über, bevor Sie nicht sicher sind, dass Sie bereit dazu sind.

Schritt 1 – Ausgangsposition

Legen Sie sich auf den Rücken. Atmen Sie zur Vorbereitung ein. Atmen Sie aus, Nabel zur Wirbelsäule, während Sie zuerst das eine Knie, dann das andere parallel zur Brust bringen. Die Arme liegen ausgestreckt an Ihren Seiten, Handflächen nach unten, Handgelenke gerade. Der Kopf ist unten.

Schritt 1 – Beginn der Übung

1. Atmen Sie tief in Ihre Seiten und den Rücken ein, »pumpen« Sie nun mit den Armen auf und nieder – nicht mehr als 15 cm vom Boden entfernt, zählen Sie bis 5. Die Schulterblätter bleiben unten, die Arme lang ausgestreckt. Atmen Sie aus und pumpen Sie mit den Armen, während Sie nochmals bis 5 zählen.

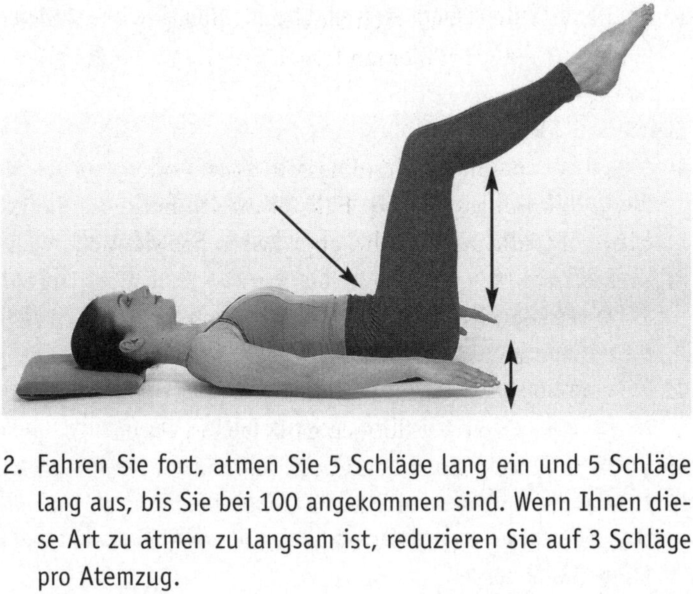

2. Fahren Sie fort, atmen Sie 5 Schläge lang ein und 5 Schläge lang aus, bis Sie bei 100 angekommen sind. Wenn Ihnen diese Art zu atmen zu langsam ist, reduzieren Sie auf 3 Schläge pro Atemzug.

3. Wenn Sie die Koordination von Atmen und Armbewegung geschafft haben, können Sie zum nächsten Teil übergehen.

Schritt 2 – Ausgangsposition

1. Legen Sie sich auf den Rücken, Nabel zur Wirbelsäule, bringen Sie die Knie zum Brustkorb, eines nach dem anderen, halten Sie die Beine parallel. Strecken Sie sie leicht nach oben, bis Sie merken, dass die Bauchmuskeln zu arbeiten beginnen. Lassen Sie den Rücken dabei aber am Boden, kein Hohlkreuz machen! Strecken Sie die Beine nicht ganz aus, und lassen Sie sie auch nicht wegsacken, sonst wird Ihr Rücken eventuell schmerzen.
2. Halten Sie Ihre Füße in Richtung Ihres Gesichts abgewinkelt. Die Arme sind am Körper entlang ausgestreckt.
3. Die Handflächen zeigen nach unten, die Handgelenke sind gerade.

Schritt 2 – Beginn der Übung

1. Atmen Sie tief in die Seiten ein. Beim Ausatmen aktivieren Sie die Unterbauchmuskeln, Nabel zur Wirbelsäule.
2. Rollen Sie den Kopf langsam hoch, sodass Sie auf Ihren Brustkorb blicken können, aber ziehen Sie das Kinn nicht zu weit an. Lockern Sie das Brustbein. Der Nacken bleibt lang. Achten Sie auf einen großen Abstand zwischen Ohren und Schultern.
3. Pumpen Sie langsam mit den Armen, 15 cm vom Boden entfernt, und berühren Sie ihn jeweils leicht. Die Schulterblätter bleiben unten, die Arme sind seitlich am Boden ausgestreckt. Achten Sie auf einen ausreichend großen Abstand zwischen Ohren und Schultern. Koordinieren Sie Atmung und Armbewegungen.

4. Atmen Sie 5 Schläge lang ein. Atmen Sie 5 Schläge lang aus. Ihr Ziel sind 100 Schläge, das sind 20 mal 5 Einheiten.
5. Legen Sie den Kopf auf den Boden zurück, wenn der Nacken wehtut oder sich gezerrt anfühlt. »Klappen« Sie die Knie zum Brustkorb, wenn Sie mit der Übung fertig sind.

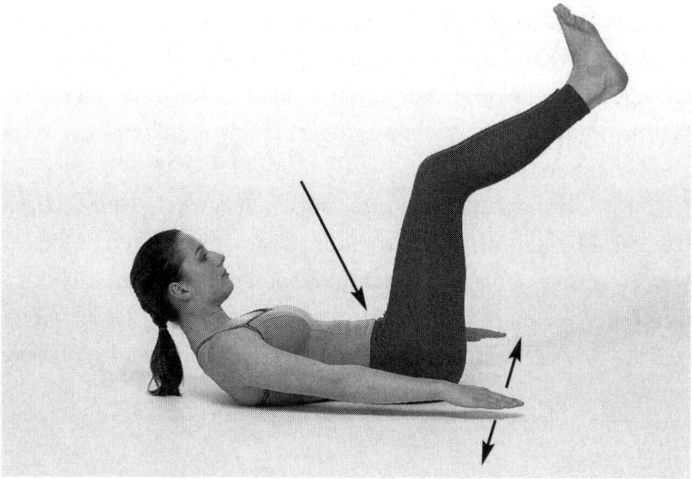

Übung 25

Abrollen (Curl-downs)

Ziel: Die unteren Bauchmuskeln kräftigen; Ausdauer fördern; lernen, die Wirbelsäule abzurollen, beweglich zu machen und zu kräftigen.

Starke Bauchmuskeln und eine bewegliche Wirbelsäule, kontrolliertes und koordiniertes Atmen – all das können Sie erreichen, und diese Übung ist einmalig, um diese Fähigkeiten zu erlangen. Sie hat darüber hinaus noch einen wundervollen Wohlfühleffekt, denn Sie beginnen Ihr wirkliches Potenzial zu entdecken.

Diese Übung stärkt die unteren Bauchmuskeln und verbessert die Muskelkontrolle in jedem Segment der Wirbelsäule. Sie verbessert auch das Zusammenspiel der einzelnen Wirbel durch die rollende Bewegung. Bei dieser Übung ist es wichtig, die Muskeln in der richtigen Reihenfolge zu benutzen,

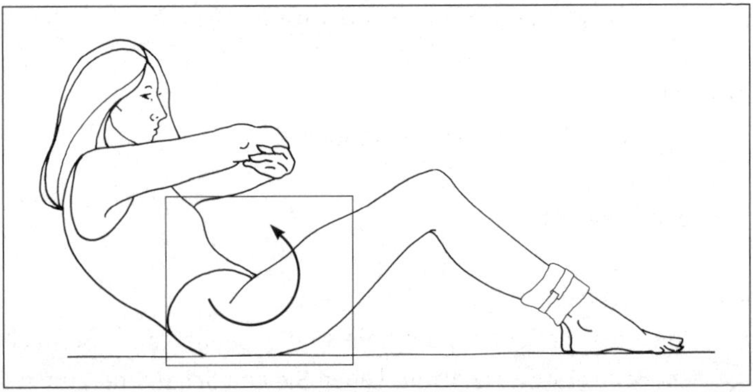

denn das unterstützt die Beweglichkeit der Wirbelsäule. Die Übung verlangt, dass Sie bestimmte Muskeln entspannen, sich besonders auf andere Muskeln konzentrieren und wieder andere weglassen. Wenn Sie den Bauch herausstrecken, dann setzen Sie nicht mehr die richtigen Muskeln ein – achten Sie also darauf, den unteren Bauch flach zu halten. Versuchen Sie, die Muskeln um das Hüftgelenk zu entspannen.

Achtung: Dies ist eine schwierige Übung, die auch Kraft erfordert. Bei Rückenproblemen sollten Sie erst Ihren Arzt fragen. Hören Sie sofort mit der Übung auf, wenn Ihr Rücken zu schmerzen beginnt.

Checkliste

✔ Es ist in jedem Fall ganz wichtig, dass Sie diese Übung kontrolliert durchführen. Wenn Sie merken, dass Sie zu schnell zurück zum Boden gehen oder dass Ihr Rücken zu schmerzen beginnt, hören Sie auf. Pausieren Sie ein paar Wochen, bis Sie sich kräftiger und beweglicher fühlen.

✔ Wenn Sie sich zu sehr drängen, werden Sie einen Rückschritt machen – hören Sie auf Ihren Körper.

Ausrüstung

- Ein langer Schal oder etwas Ähnliches
- Ein Polster
- Knöchelgewichte

Ausgangsposition

Sie sitzen auf dem Boden, die Knie sind gebeugt, die Füße flach auf dem Boden und zusammen. Legen Sie den Schal direkt unter-

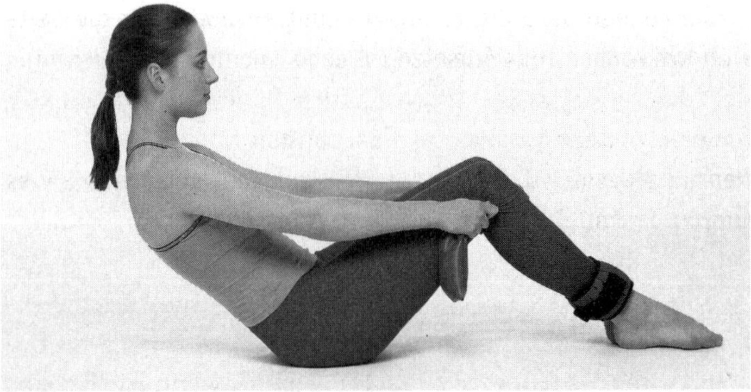

halb der Knie über die Vorderseite der Beine. Schnallen Sie leichte Gewichte um die Knöchel. Legen Sie ein Polster für den Kopf bereit.

Beginn der Übung

1. Greifen Sie den Schal, bringen Sie den Kopf nach vorn, das Kinn zeigt zur Brust, aber es bleibt ein Abstand.
2. Atmen Sie aus und kippen Sie das Becken nach hinten (Nord-Position), sodass das Schambein sich Richtung Kinn ausrichtet. Aktivieren Sie die Unterbauchmuskeln.
3. Während Sie den Schal weiterhin halten, rollen Sie nun den Rücken zum Boden, einen Wirbel nach dem anderen.
4. Rollen, rollen, nichts als rollen und gleichzeitig Nabel zur Wirbelsäule beibehalten. Versuchen Sie, die Muskeln um die Hüften zu entspannen.
5. Wenn sich der Bauch herauszuwölben beginnt, hören Sie auf! Machen Sie erst weiter, wenn Sie stärker sind. Wiederholen Sie die Übung 8-mal.

6. Nach jedem Abrollen setzen Sie sich in bequemer Haltung auf. Sie können dazu die Ellbogen benutzen oder über die Seite hochkommen (das Aufsetzen ist aber nicht Teil der Übung).

Fortgeschrittene Version der Curl-downs

Wenn Sie mit der Übung gut zurechtkommen, versuchen Sie es ohne Schal. Aber kontrollieren Sie die Bewegung!

Die wahre Grundlage – Kontrolle der Füße

»Der Fuß ist ein Wunder – und Bewegung ist eine Huldigung dieses Wunders.«

Martha Graham

Wie sehr wir unsere Füße vernachlässigen! Jeden Tag quetschen wir sie in Schuhe, die zu eng sind oder zu hohe Absätze haben, und dann vergessen wir sie – bis sie protestierend zu schmerzen beginnen. Dann machen wir uns eine Tasse Tee, legen die Füße hoch – und vergessen sie wieder. Sogar Turnschuhe, die im Allgemeinen hundert Prozent besser sind als die meisten anderen Schuhe, können das wunderbare Gefühl des Barfußgehens nicht ersetzen.

Als die Evolution den Fuß »entwarf«, ging das Anforderungsprofil davon aus, dass wir durch Felder stapfen, über Felsen klettern, auf steinigem Boden und glitschigen Flächen gehen würden. All das wäre für den Fuß eine natürliche Art des Trainings, hielte ihn kräftig und beweglich. Jeder Reflexpunkt auf der Sohle würde automatisch massiert und hätte so einen stimulierenden Einfluss auf den Rest des Körpers.

Und was bieten wir unseren Füßen heutzutage? 14 Stunden und noch mehr in denselben Schuh gezwängt, unterwegs auf flachen, ebenen Gehsteigen. Das ist kein Ersatz! Sogar wenn wir Sport treiben, vergessen wir meist die Füße. Sobald wir einmal die richtigen Sportschuhe gewählt haben, denken wir, das wäre genug. Aber können Sie sich vorstellen, dass Sie

Ihre Hände einfach in einen Handschuh stecken und sie dann den ganzen Tag über ignorieren?

Überlegen Sie einmal, was die Füße für uns tun! Sie bilden unseren Kontakt mit der Erde. Sie tragen unser gesamtes Körpergewicht, und sie sind das Fundament, auf dem unser Körper aufgebaut ist. Und wie jedes Fundament müssen sie stabil sein, um ihre Last im Gleichgewicht zu halten. Die Muskeln erinnern sich an eingeübte Muster, egal, ob diese gut oder schlecht sind. Wenn Sie Ihre Füße richtig benutzen, dann befinden sich Knie, Oberschenkel, Hüften und Becken in wesentlich besserer Übereinstimmung.

Wenn wir Ihnen Anweisungen zum richtigen Stehen geben, dann beginnen wir mit den Füßen. Zeichnen Sie im Geis-

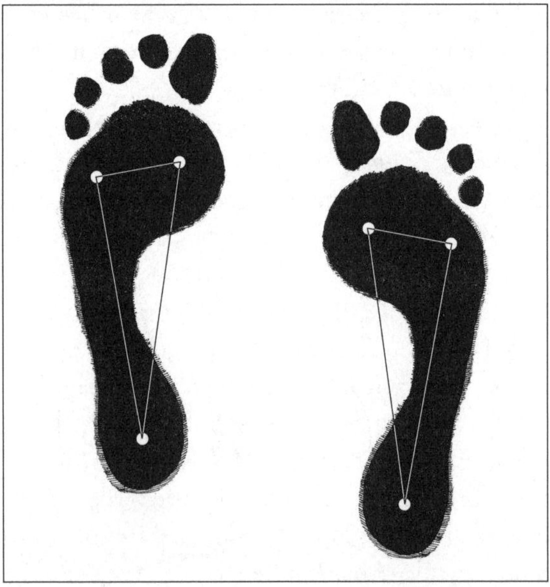

te ein Dreieck auf jeden Fuß: vom Ansatz der großen Zehe zur kleinen Zehe und zur Mitte der Ferse. Sie müssen auf diesen beiden Dreiecken stehen, das Gewicht soll gleichmäßig auf beide verteilt sein.

Wenn Sie Ihre Füße nach innen drehen (Pronation) oder nach außen (Supination), dann sind Sie aus dem Gleichgewicht, und das hat Einfluss auf Ihre Haltung. Sie können ganz leicht feststellen, ob Sie dazu neigen, die Füße einwärts oder auswärts zu drehen, wenn Sie einen Blick auf Ihre Schuhe werfen: Überprüfen Sie, ob sie eher auf der Innen- oder der Außenseite des Absatzes abgelaufen sind. Ebenso können Sie ganz leicht herausfinden, ob Sie Ihr Gewicht eher nach vorn oder nach hinten verlagern, je nachdem, ob die Schuhspitzen sich aufbiegen oder ob die Absätze übermäßig abgetreten sind.

Die folgenden Übungen zeigen einige Methoden, wie Sie Ihre Füße wieder ausrichten und »wiedererwecken« können.

Noch ein Tipp am Rande: All diese Fußübungen können hervorragend im Flugzeug oder auf jeder anderen längeren Reise durchgeführt werden. Sie helfen Ihnen, geschwollene Knöchel zu vermeiden, und beleben die Blutzirkulation in den Füßen.

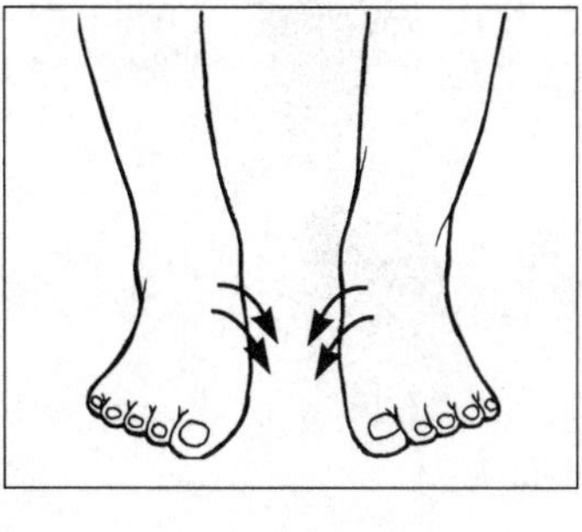

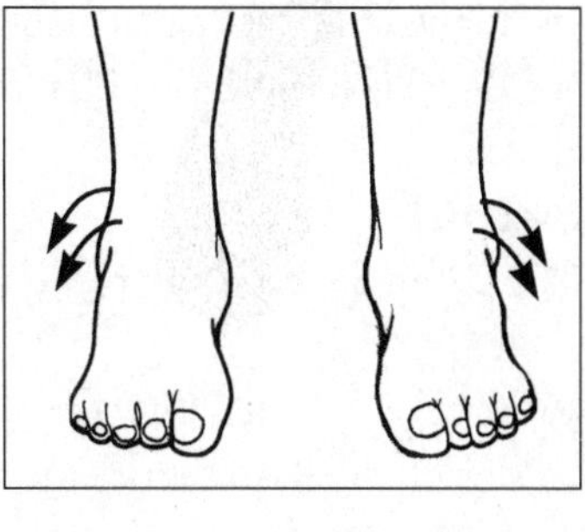

Übung 26 A

Fußkreisen

Ziel: Maximale Beweglichkeit im Fußgelenk erreichen.

Beweglichkeit im Fußgelenk zu erreichen ist das Ziel dieser Übung. Für die meisten von uns hängt der Fuß einfach am Fußgelenk, und wir machen uns keine weiteren Gedanken darüber. Der Fuß bekommt sehr selten Gelegenheit, sich zu drehen. Ihr Körper wird buchstäblich »Danke!« jubeln, wenn Sie diese Fußkreise durchführen!

Ausrüstung

- Falls nötig, ein zusammengerolltes Handtuch oder ein Polster

Ausgangsposition

Setzen Sie sich auf den Fußboden, die Beine vor sich ausgestreckt und ein bisschen mehr als hüftbreit gegrätscht. Die Knie sollten gerade zur Decke weisen. Wenn diese Position für Sie unbequem ist, setzen Sie sich auf ein zusammengerolltes Handtuch oder ein Polster, um in eine leicht vorgeneigte Haltung zu kommen. Sie können die Hände beiderseits auf den Boden legen, damit Sie das Gleichgewicht besser halten können.

Checkliste

✔ Halten Sie die Knie ruhig und in einer Linie mit den Hüften.

✔ Kreisen Sie die Füße ganz langsam – achten Sie darauf, wie die Muskeln in den Beinen arbeiten.

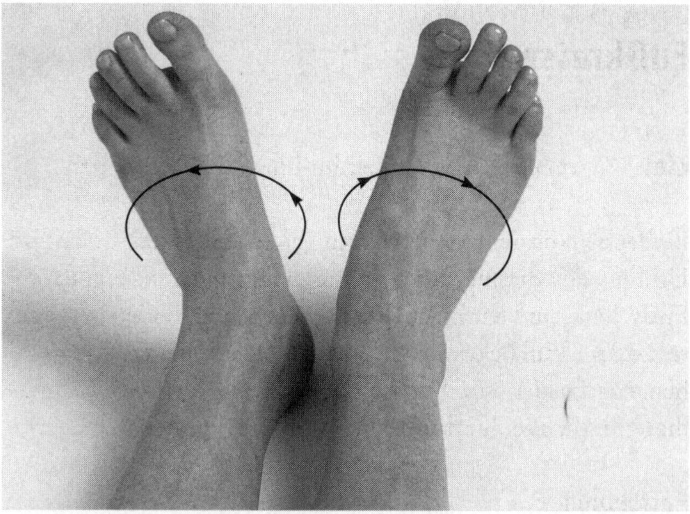

Beginn der Übung

1. Heben Sie sich leicht aus den Hüften heraus, die Wirbelsäule ist lang – Nabel zur Wirbelsäule.
2. Kreisen Sie Ihre Füße nach außen. Halten Sie die Knie ruhig, arbeiten Sie aus den Knöcheln heraus – wackeln Sie nicht mit den Zehen!

Wiederholen Sie die Übung 10-mal in jede Richtung.

Übung 26 B

Fußbogen/Rist wölben

Ziel: Die Fußbögen kräftigen und Plattfüße vermeiden.

Plattfüße können Ihre gesamte Haltung beeinflussen, die Achillessehne verkürzen und den ganzen Rücken beeinträchtigen. Wenn die Fußbögen schwach sind, wird das dazu führen, dass Sie die Füße nach innen drehen, was wiederum die Haltung beeinflusst. Die Fußbögen sind die »Stoßdämpfer« für unsere Füße, sie bringen die Elastizität in unseren Schritt.

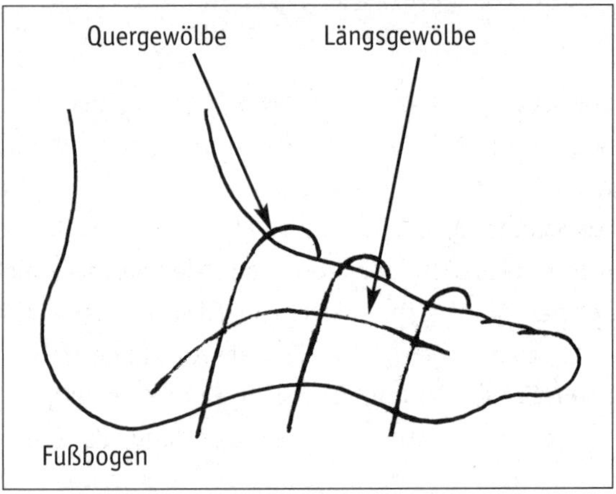

Ausrüstung

- Falls nötig, ein zusammengerolltes Handtuch oder ein Polster

Ausgangsposition

Setzen Sie sich auf den Boden, die Knie sind gebeugt, die Füße flach auf dem Boden und parallel zueinander. Sie können auch einfach korrekt stehen oder auf einem Sessel sitzen, Füße auf dem Boden – was immer am bequemsten für Sie ist.

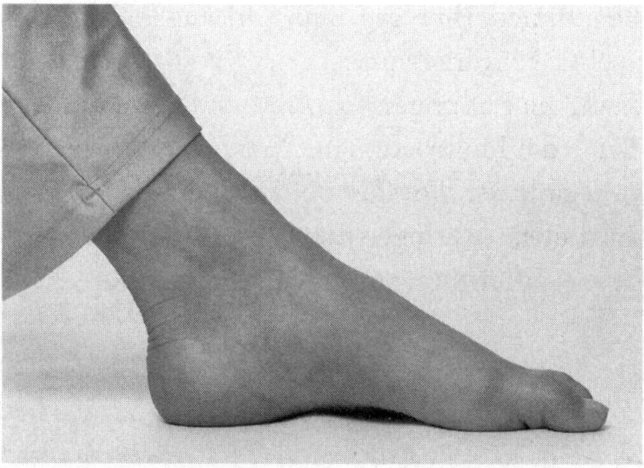

Beginn der Übung

1. Machen Sie die Zehen lang, vermeiden Sie, dass sie sich krümmen. Heben Sie die Innenseite der Füße inklusive der Fußbögen an, ziehen Sie die Knochen am Ansatz der Zehen Richtung Ferse.
2. Halten Sie diese Position 15 Sekunden lang, dann entspannen Sie.

Wiederholen Sie die Übung 5-mal.

Übung 26 C

Strecken und anwinkeln

Ziel: Lernen, wie Sie die Füße strecken und anwinkeln, während sie in richtiger Übereinstimmung mit dem Rest der Beine bleiben; die Strecker und Beuger der Füße trainieren.

Um diese Übung zu vereinfachen, beziehen wir uns auf jedwedes Beugen oder Strecken des Fußes. Verschiedene Übungen verlangen entweder das Beugen oder das Strecken – je nachdem, welche Muskeln trainiert werden sollen. Aber was genau ist eigentlich gemeint mit Beugen und Strecken?

Strecken

Beim Strecken des Fußes oder der Zehen sollten Sie diese sanft von sich wegstrecken. Ein weitverbreitetes Missverständnis bei dieser Übung ist das »Überstrecken« – der Fuß nimmt dann die Form einer Sichel an. Der Fuß soll aber einfach lang werden, die Zehen sollen sich nicht krümmen.

Beugen

Beim Beugen oder Anwinkeln soll die Ferse vom Körper weggedrückt werden. Die Zehen sollten ein wenig zu Ihnen zeigen, aber Sie sollten sie nicht durchbiegen. Halten Sie sie lang, die Ferse dehnt sich weg.

Ausgangsposition

Wie in Übung 26 A, aber halten Sie die Beine ein bisschen weiter zusammen, sodass sie hüftbreit liegen.

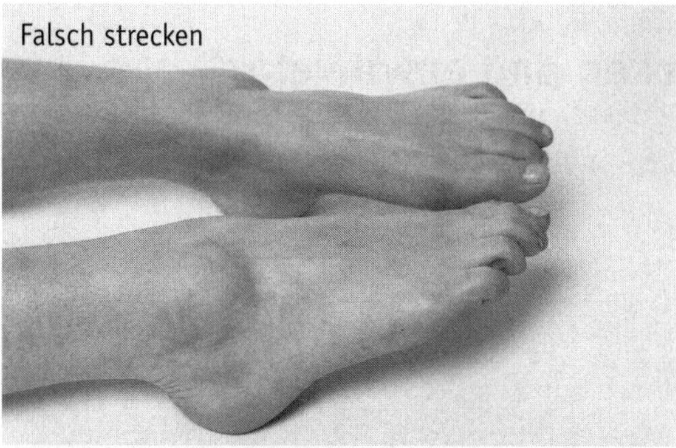
Falsch strecken

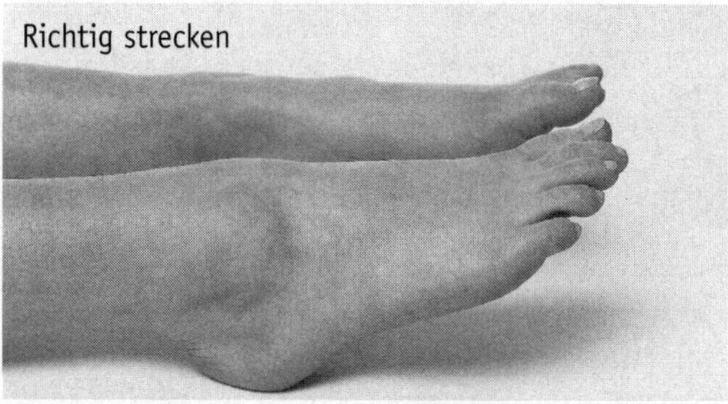
Richtig strecken

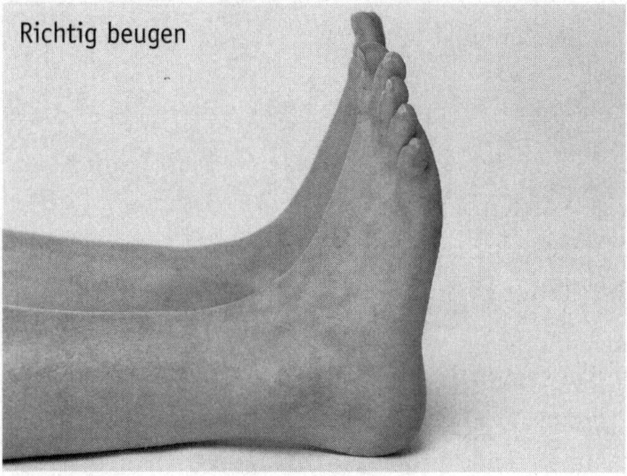
Richtig beugen

Beginn der Übung

1. Heben Sie sich aus den Hüften heraus, nicht zusammensinken!
2. Nun strecken und beugen Sie die Füße abwechselnd, die Knie bleiben in einer Linie mit den Hüften.

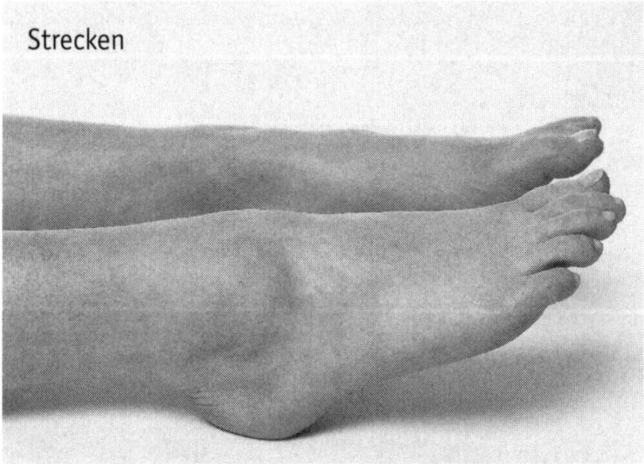
Strecken

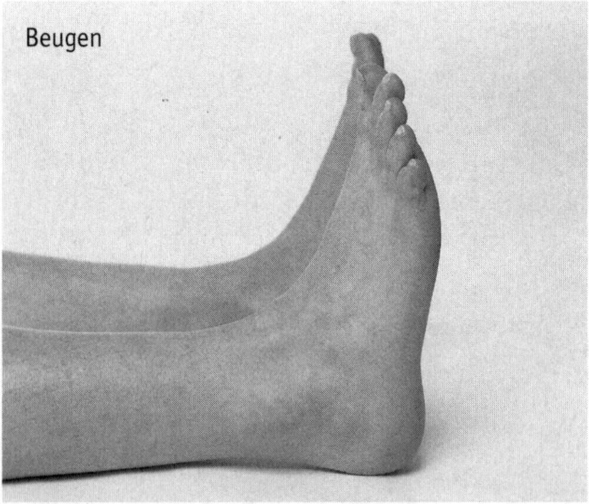
Beugen

Übung 26 D

Zehen wecken – Die mexikanische Welle

Ziel: Die Zehen »wiedererwecken«, einzeln mit ihnen arbeiten.

Kontrollieren Sie Ihren Körper – das schließt die Zehen mit ein, und zwar alle! Glauben Sie es: Das ist eine sehr schwierige Übung, und Sie werden möglicherweise ein Leben lang brauchen, bis Sie das perfekt hinkriegen. Aber denken Sie daran, dass jeder noch so kleine Fortschritt großartig ist.

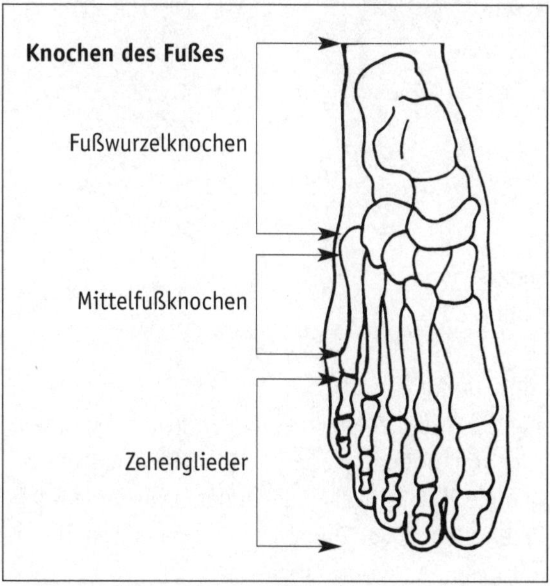

Wenn Sie mit der Übung zurechtkommen, haben Sie einen genialen Partygag auf Lager!

Checkliste

✔ Halten Sie die Fußknochen am Ansatz der Zehen flach am Boden.

✔ Die Ferse soll sich nicht vom Boden heben.

✔ Die Füße sollen sich nicht einwärts oder auswärts drehen.

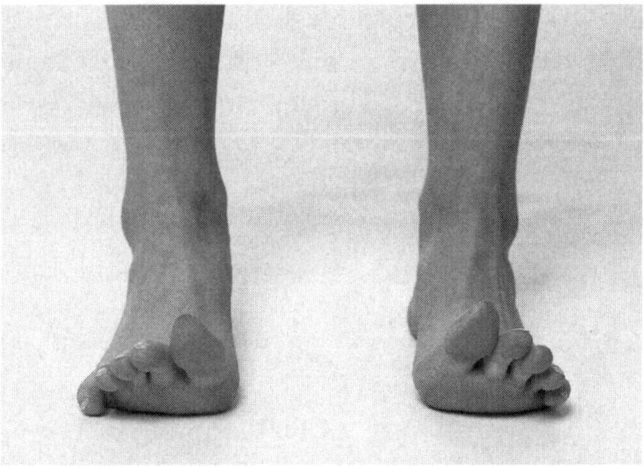

Ausgangsposition

Wie in Übung 26 B

Beginn der Übung

1. Trennen Sie Ihre Zehen voneinander, heben Sie eine nach der anderen vom Boden, wie eine »Mexikanische Welle«.
2. Bringen Sie eine Zehe nach der anderen wieder auf den Boden. Beginnen Sie mit der kleinen Zehe, und halten Sie die Zehen so weit gespreizt wie möglich.

3. Am Anfang werden Sie möglicherweise die Hände zu Hilfe nehmen müssen, um die Zehen voneinander zu trennen und jede einzeln zu bewegen.

Wiederholen Sie die Übung 5-mal mit jedem Fuß.

Beweglichkeit und Kraft

Übung 27

Der Stern

Ziel: Die Bauchmuskeln lokalisieren und kräftigen, speziell den Transversus abdominis, bis hin zum Schambein; lernen, die Rückenmuskeln zu dehnen und zu kräftigen und die unteren, äußeren Beinmuskeln zu trainieren.

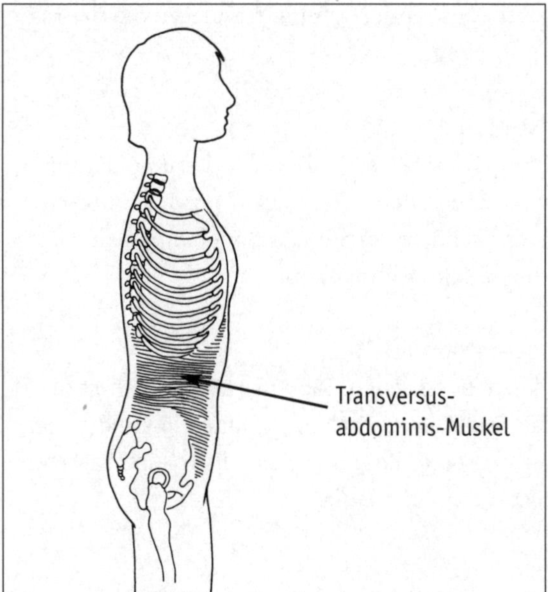

Das ist eine sehr wichtige Übung, die Ihnen hilft, die Rückenmuskeln zu kräftigen, ohne sie zu verkürzen. Wir beginnen damit, die Bauchmuskeln zu lokalisieren und zu aktivieren. Sie konzentrieren sich dabei auf die am tiefsten gelegenen Bauchmuskeln, besonders auf den Transversus-Muskel. Dieser ist zuständig dafür, die inneren Organe an ihrem Platz zu halten, und er hilft, die Luft beim Ausatmen aus der Lunge zu stoßen.

Achtung: Heben Sie den oberen Bereich der Bauchmuskeln nicht an, denn sonst übernimmt der Muskel, der mehr an der Oberfläche liegt (Rectus abdominis), die Führung. Denken Sie bei der Übung daran: unten, tief und korsettartig!

Mit Teil 2 und 3 der Übung trainieren Sie die Hauptmuskeln des Rückens.

Checkliste Teil 1

✔ Achten Sie im ersten Teil der Übung darauf, dass Ihr Rücken lang bleibt. Bewegen Sie den unteren Rückenbereich nicht, wenn Sie den Bauch anheben.

✔ Halten Sie die Ellbogen locker.

Ausgangsposition Teil 1

Knien Sie auf allen vieren. Die Arme sollten sich in direkter Linie unter den Schultern befinden, die Knie direkt unter den Hüften. Die Füße sind lang. Kopf und Hals bilden eine Verlängerung der Wirbelsäule – in einer Linie.

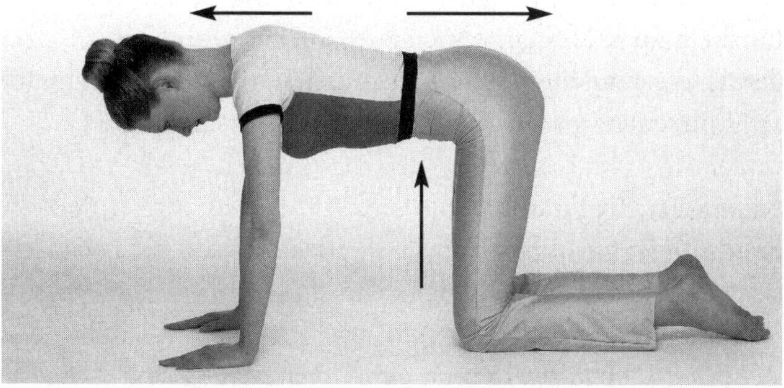

Beginn der Übung Teil 1

1. Atmen Sie zur Vorbereitung ein, dehnen Sie sich vom Scheitel bis zum Steißbein.
2. Atmen Sie aus, heben Sie die untere Bauchdecke – zwischen Nabel und Schambein – sanft zur Wirbelsäule hin an. Der Rücken bleibt ganz ruhig und lang.

Wiederholen Sie die Übung 8-mal.

Ausgangsposition Teil 2

Legen Sie sich auf den Bauch. Betten Sie die Stirn auf Ihre übereinander gelegten Hände. Öffnen Sie die Schultern und entspannen Sie den oberen Rücken – möglicherweise brauchen Sie ein kleines, flaches Polster unter dem Bauch, falls der untere Rücken unbequem liegt. Ihre Beine sind schulterbreit voneinander entfernt, nach außen gedreht, die Füße sind lang.

Achtung: Bei Rückenschmerzen kann die Bauchlage unter Umständen unbequem sein. Legen Sie in diesem Fall ein kleines, flaches Polster unter das Becken, und starten Sie behutsam. Bei Ischiasproblemen lassen Sie die Beine parallel.

Beginn der Übung Teil 2

1. Atmen Sie zur Vorbereitung ein, atmen Sie aus und heben Sie den Unterbauch vom Boden – Nabel zur Wirbelsäule –, lassen Sie dabei aber das Becken in neutraler Stellung. Stellen Sie sich vor, dass unter Ihnen ein Ei liegt, das nicht zerbrechen darf.
2. Während Sie immer noch ausatmen, heben Sie ein Bein – nicht mehr als 5 cm – vom Boden hoch und dehnen es aus dem Hüftgelenk weg. Halten Sie das Bein gestreckt, den Fuß lang und das Becken gerade auf dem Boden.
3. Atmen Sie ein, senken Sie das Bein entspannt ab.

Wiederholen Sie die Übung 3-mal mit jedem Bein.

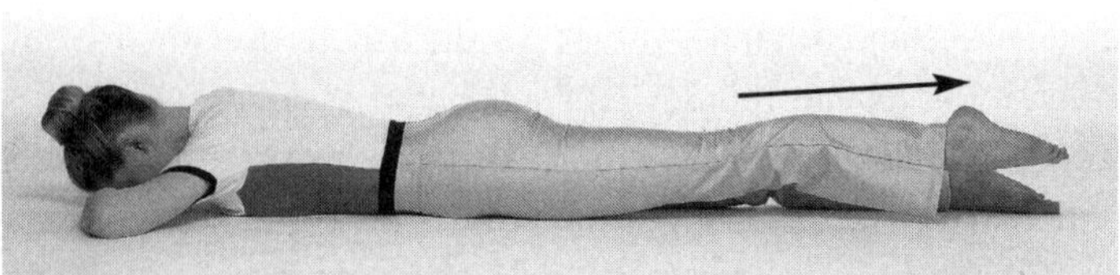

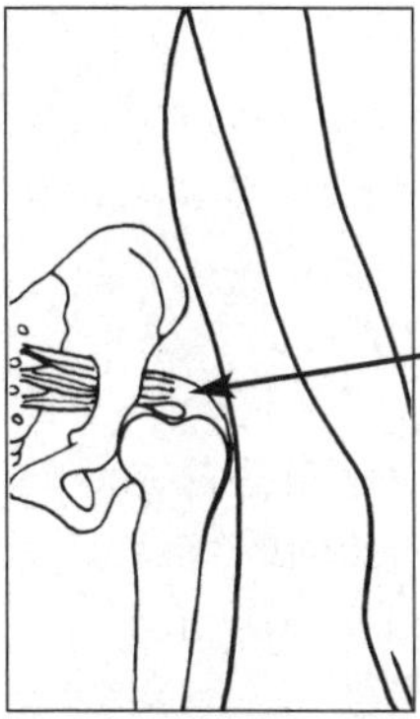

Der Piriformis-Muskel ist einer der sieben Muskeln, die an der Außenrotation des Hüftgelenks beteiligt sind.

Checkliste Teil 2

- ✔ Achten Sie darauf, nur die Muskeln des Unterkörpers zu benutzen. Der Oberkörper bleibt vollkommen entspannt. Der Kopf ruht schwer auf den Händen.
- ✔ Denken Sie daran, Platz rund um das Hüftgelenk zu schaffen, indem Sie Ihr Bein wegdehnen.

Ausgangsposition Teil 3

Wie bei Teil 2, aber strecken Sie die Arme so aus, dass Sie wie ein Stern aussehen. Legen Sie ein kleines, sehr flaches Polster unter Ihre Stirn.

Beginn der Übung Teil 3

1. Atmen Sie zur Vorbereitung ein, dann atmen Sie aus – Nabel zur Wirbelsäule.
2. Heben Sie einen Arm und das entgegengesetzte Bein gleichzeitig an – nicht mehr als 5 cm –, dehnen Sie, aber halten Sie Ihre Mitte stark. Drehen Sie das Becken nicht, beide Hüftgelenke bleiben auf dem Boden.

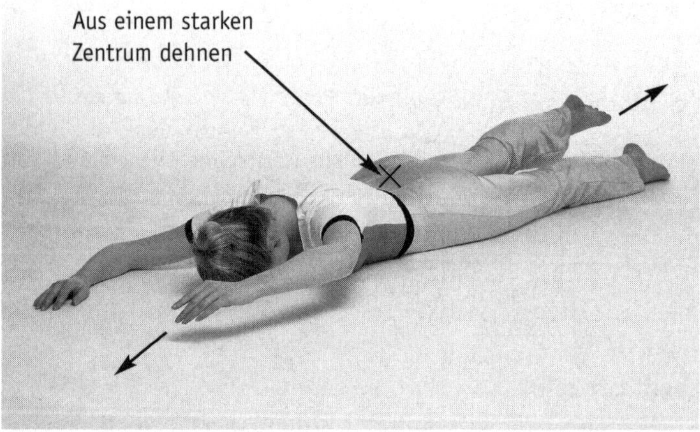

3. Atmen Sie ein und entspannen Sie. Wiederholen Sie die Übung mit der anderen Seite.

Wiederholen Sie die Übung auf jeder Seite 5-mal.

Checkliste Teil 2 und 3

✔ Achten Sie darauf, das Becken ganz auf dem Boden zu lassen – Sie heben nur das Bein an.

✔ Das Becken soll sich nicht drehen oder sonstwie bewegen – halten Sie es gerade.

✔ Halten Sie den Nacken lang und entspannt, der Kopf bleibt während der ganzen Übung auf dem Boden.

✔ Meist wird bei der Übung das Bein zu hoch angehoben. Versuchen Sie, es nur etwa 5 cm zu heben.

Übung 28

Fersenübung

Ziel: Die Vorderseite der Oberschenkelmuskeln (Quadrizeps) dehnen und die Kniesehnen kräftigen. Die Übung soll Ihnen helfen, Ihre Wahrnehmung für Aktionen zu verbessern, die hinter Ihnen, außerhalb Ihres Sichtfeldes, passieren.

Das Kniegelenk wird trainiert. In der Sphinx-Position wird mit dem Erector spinae (Rückenstrecker) gearbeitet (siehe Übung 29).

Die Übung zum Strecken der Kniesehnen (Seite 80) dehnt diese, es ist aber genauso wichtig, diese Sehnen zu kräftigen. Wenn sich die Kniesehnen zusammenziehen, um das Knie zu

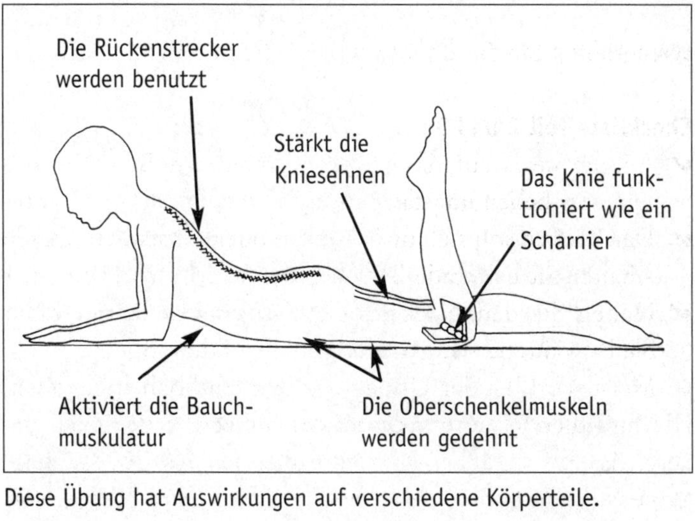

Diese Übung hat Auswirkungen auf verschiedene Körperteile.

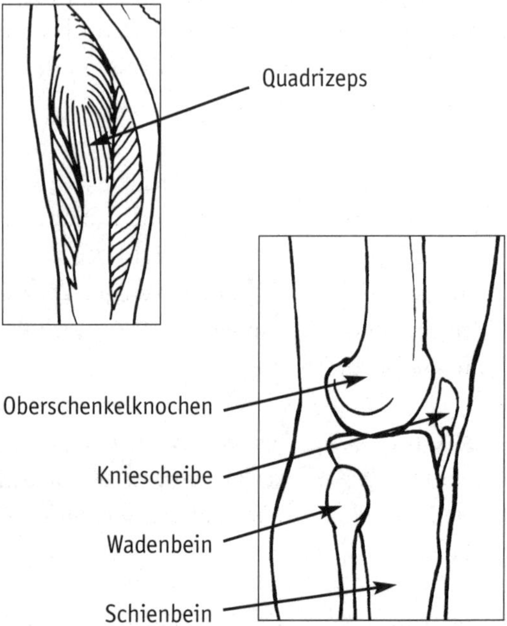

Das rechte Knie von der Seite gesehen

beugen, muss der Quadrizeps entspannen, um die Bewegung zu ermöglichen.

Das Entspannen der Oberschenkelmuskeln wird eventuell zur vollen Bewegungsfreiheit des Kniegelenks führen, ohne das Gelenk überzustrapazieren.

Die Sphinx-Position bedeutet die Streckung des Rückenbereichs. Sie wird bei Rückenproblemen häufig als Heilgymnastik empfohlen. Manche Menschen empfinden sie allerdings als unbequem oder sogar schmerzhaft, vor allem im unteren Rücken. Wenn das für Sie gilt, dann lassen Sie auf jeden Fall den Kopf auf dem Boden, bis Sie in der Lendenregion beweglicher geworden sind.

Checkliste

✔ Nehmen Sie in der Sphinx-Position den Nabel zur Wirbelsäule.
✔ Achten Sie darauf, dass Sie den Nacken aus den Schultern heraus lang machen.
✔ Halten Sie die Beckenebene.

Ausgangsposition

Diese Übung kann entweder in der Sphinx-Position ausgeführt werden oder mit dem Kopf unten, auf den übereinander gelegten Händen ruhend.

Um in die Sphinx-Position zu gehen, legen Sie die Hände auf den Boden, etwas weiter als schulterbreit voneinander entfernt. Nehmen Sie den Nabel zur Wirbelsäule, drücken Sie die Unterarme leicht auf den Boden, um den Oberkörper vom Boden hochzunehmen. Die Ellbogen bleiben unten. Achten Sie darauf, dass der Nacken lang bleibt, das Brustbein bleibt vorn, die Schultern sind unten. Becken und Schambein bleiben auf dem Boden, der Nabel ist während der ganzen Übung bei der Wirbelsäule. Sie sollten sich in dieser Haltung wohl fühlen – wenn Sie ein Kneifen im Rücken verspüren, dann nehmen Sie die andere vorgeschlagene Position ein. Dabei legen Sie die Stirn auf die übereinander gelegten Hände. Achten Sie darauf, dass der obere Rücken die ganze Zeit offen und entspannt ist.

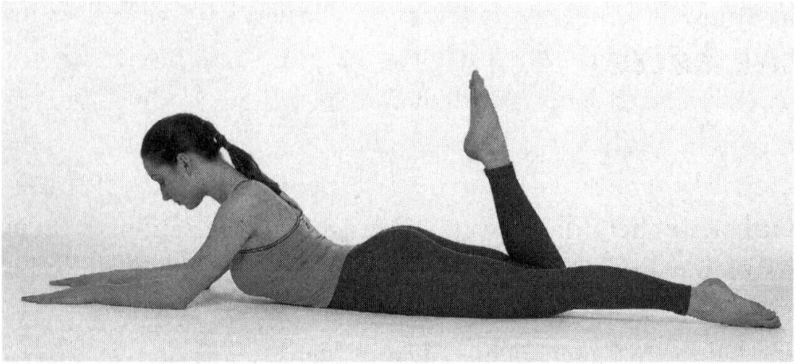

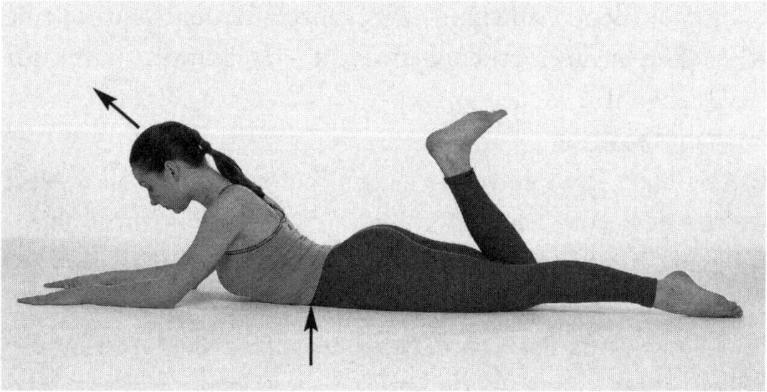

Beginn der Übung

1. Mit leicht gegrätschten Beinen – Nabel zur Wirbelsäule – kicken Sie den linken Fuß zum Gesäß, der Fuß ist gestreckt. Entspannen Sie den Fuß, winkeln Sie ihn an und kicken Sie nochmals.
2. Wiederholen Sie die Übung mit dem anderen Fuß.
3. Atmen Sie ein, wenn Sie mit dem einen Fuß arbeiten, atmen Sie aus, wenn der andere Fuß dran ist.

Wiederholen Sie die Übung 5-mal mit jedem Fuß.

Übung 29

Die Katze

Ziel: Fließende und kontrollierte Bewegungen der Wirbelsäule erreichen; die Beweglichkeit der Wirbelsäule erhöhen; jeden einzelnen Wirbel »öffnen«.

Eine flexible, bewegliche Wirbelsäule ist in der Lage, Bewegungen fließend und ruhig auszuführen. Beobachten Sie eine Katze, wenn sie einen Buckel macht – da läuft die Natur zur Bestform auf!

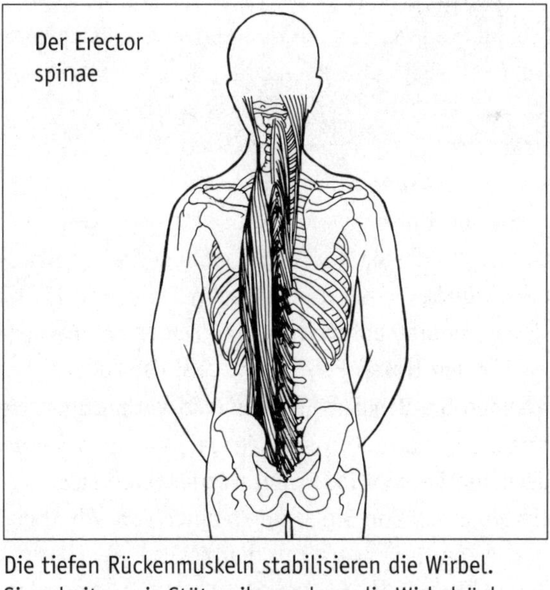

Die tiefen Rückenmuskeln stabilisieren die Wirbel. Sie arbeiten wie Stützseile rund um die Wirbelsäule und bestehen aus vielen Schichten.

Checkliste

✔ Verkrampfen Sie die Ellbogen nicht.

✔ Den Kopf nicht heben – halten Sie den Nacken lang und parallel zum Boden.

✔ Tauchen Sie mit dem Rücken nicht ab – halten Sie auch ihn parallel.

Ausgangsposition

Knien Sie auf allen vieren, die Hände ein bisschen mehr als schulterbreit voneinander entfernt, direkt unter den Schultern, die Finger zeigen nach vorn. Die Knie sollten in einer Linie mit den Hüften sein, die Zehen sind gestreckt. Sie sollten aussehen wie ein Tisch, die Wirbelsäule parallel zum Boden. Diese Haltung allein ist schon eine wunderbare Übung, wenn Sie sich vom Scheitel bis zum Steißbein strecken wollen.

Beginn der Übung

1. Atmen Sie zur Vorbereitung ein.
2. Wenn Sie die Unterbauchmuskeln aktivieren (Nabel zur Wirbelsäule), atmen Sie aus. Dann wölben Sie die Wirbelsäule nach oben, sie öffnet sich. Nehmen Sie dabei das Kinn zur Brust, lassen Sie Kopf, Nacken und Schultern entspannt.
3. Nun wieder einatmen.
4. Atmen Sie aus. Bringen Sie Kopf und Wirbelsäule wieder in eine parallele Haltung zum Boden. Nun dehnen Sie den Kopf weg vom Steißbein – Ihr Scheitel streckt sich weg vom Steißbein.

Wiederholen Sie die Übung 8-mal.

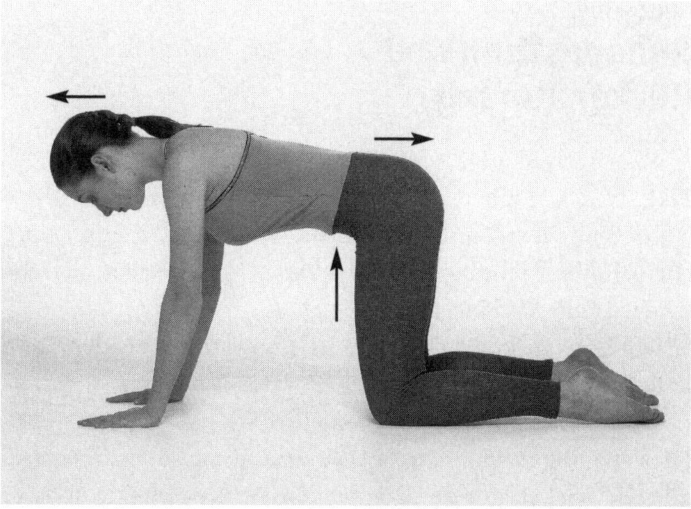

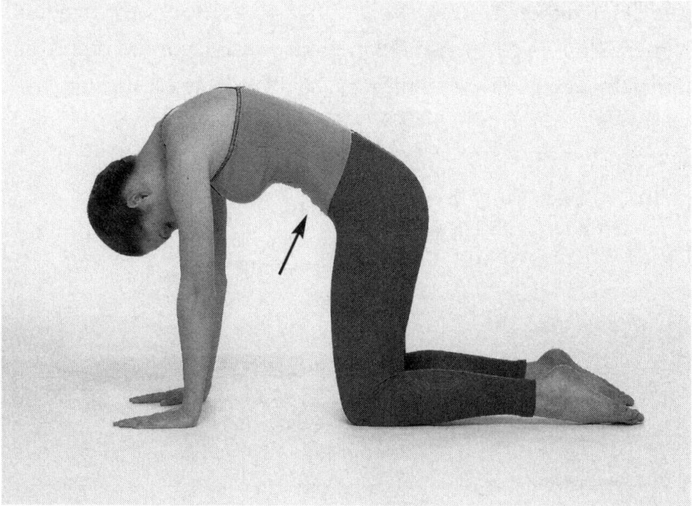

Übung 30

Ruheposition und Rückenatmung

Ziel: Das Kreuzbein, die Lenden-, die mittlere und obere Wirbelsäule dehnen und strecken; lernen, den Atem in einer entspannten Haltung zu kontrollieren; spüren, wie sich die Lungen füllen und leeren.

Die Lungen sollen ihre volle Leistung erbringen, der Atem kann in den Rücken strömen.

Dies ist eine wunderbare Haltung, um zu entspannen. Sie gibt der Wirbelsäule die Möglichkeit, sich zu dehnen, und der ganze Körper wird erfrischt. Wir kombinieren die Übung mit der Rückenatmung, weil sich die Position hervorragend eignet, die Bewegung im Rücken zu spüren, sobald der Atem in die Lungen strömt. Unterstützen Sie diese Dehnung.

Lassen Sie bewusst den Atem in den Rücken strömen.

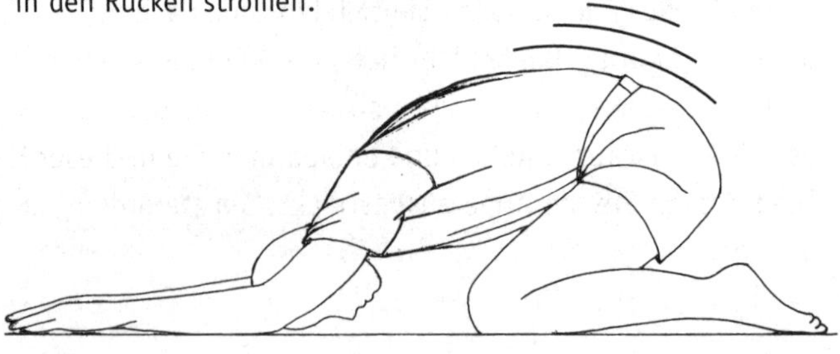

Achtung: Wenn Sie an einer Knieverletzung leiden, könnte diese Position schlecht für das Gelenk sein – lassen Sie die Übung aus. Sie können die Rückenatmung auch durchführen, wenn Sie seitlich zusammengerollt liegen.

Checkliste

✔ Wenn Ihnen diese Position zu unbequem ist, dann legen Sie Polster unter den Kopf, die Knie oder das Gesäß.

✔ Achten Sie darauf, dass Sie auf den Füßen sitzen und nicht dazwischen.

Ausgangsposition – Ruheposition

Wenn Sie gerade die »Katze« (Seite 175) gemacht haben, dann sind Sie bereits auf allen vieren. Die Knie sind hüftbreit voneinander entfernt und direkt unter den Hüften, die Hände ein wenig breiter auseinander als die Schultern. Nun bringen Sie Ihre Füße zueinander, die Zehen sollen sich berühren, die Füße sind lang gestreckt. Die Knie bleiben hüftbreit voneinander entfernt.

Beginn der Übung

1. Atmen Sie zur Vorbereitung ein.
2. Atmen Sie aus und bewegen Sie sich langsam nach hinten zum Gesäß. Kopf oder Hände nicht heben. Gehen Sie so weit nach hinten, bis Sie auf den Füßen sitzen – nicht dazwischen –, der Rücken ist rund. Ruhen und entspannen Sie in dieser Haltung; lassen Sie die Arme ausgestreckt, um sie ordentlich zu dehnen.

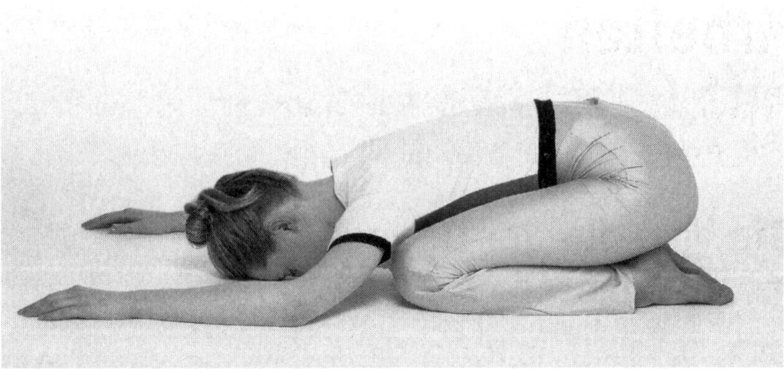

Ausgangsposition – Rückenatmung

Gehen Sie in die Ruheposition, legen Sie die Hände auf den Rücken: Die Handballen liegen auf den unteren Rippen, die Finger zeigen zum Gesäß.

Beginn der Übung

1. Atmen Sie tief ein: Lassen Sie den Atem die Lungen bis ganz nach hinten füllen, sodass sich Ihre Finger bewegen. Atmen Sie so lange ein, wie Sie bis 5 zählen, dann atmen Sie aus und zählen wieder bis 5. Sie sollten das Ausdehnen und Zusammenziehen des Brustkorbs in den Fingern spüren können.
2. Atmen Sie 10-mal ein und aus.
3. Wenn Sie die Übung abgeschlossen haben, strecken Sie sich langsam, der Kopf kommt zum Schluss hoch. Machen Sie dasselbe wie nach der Übung »Abrollen an der Wand« (Seite 55).

Arbeiten mit Gewichten

Die Vorteile der Übungen mit Gewichten

Von der Geburt bis zum frühen Erwachsenenalter bauen sich unsere Muskeln im Wachstum nach und nach auf. Bedauerlicherweise verlieren wir Muskelmasse, wenn wir älter werden und uns aufgrund unseres Lebensstils weniger bewegen. Wer ein Alter von 80 Jahren erreicht, büßt 20 bis 40 Prozent Muskelmasse ein. Die Muskelfasern schrumpfen und werden ersetzt durch – ja, Sie haben es erraten – Fett oder Bindegewebe. Das zentrale Nervensystem, das die Muskelfasern stimuliert, hat es zunehmend schwerer, die relevanten Botschaften zu senden, und der Muskel ermüdet bald bei seiner Arbeit. Wie es aussieht, sind diese körperlichen Veränderungen aber nicht ausschließlich eine Folge des Alters, sondern haben auch sehr viel mit unserer überwiegend sitzenden Lebensweise zu tun.

Das bedeutet, dass wir etwas dagegen tun können! Und wenn wir daran arbeiten, können wir verhindern, dass die Muskeln abbauen und schwächer werden. Im Zuge des medizinischen Fortschritts und durch verbesserte Ernährungsgewohnheiten erreichen wir ein höheres Alter. Es wäre doch eine schöne Perspektive, sich auch im Herbst des Lebens noch auf Aktivitäten freuen zu können.

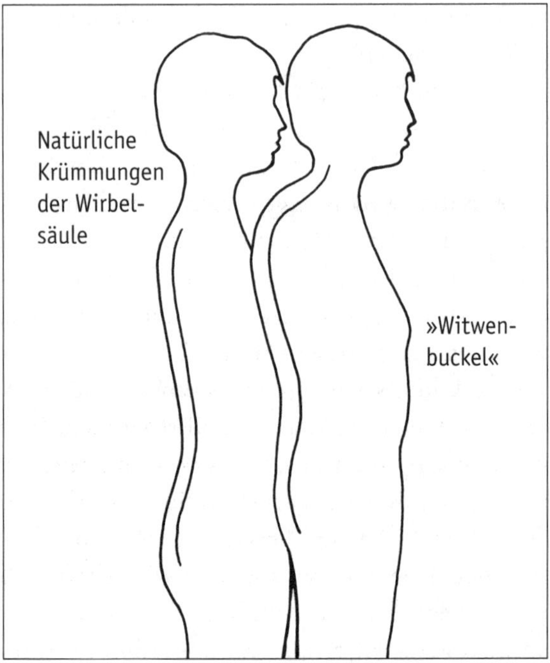

Durch den Alterungsprozess werden nicht nur die Muskeln in Mitleidenschaft gezogen. Knochenbrüche, hervorgerufen durch Osteoporose, ein Leiden, das die Knochen ausdünnt, bilden für betagte Menschen ein Hauptrisiko. Frauen sind ganz besonders gefährdet: Eine von drei Frauen bricht sich im Alter das Handgelenk, die Hüfte oder die Wirbelsäule, und eine von fünf Betroffenen stirbt innerhalb eines Jahres nach dem Unfall.

Mittels niedrig dosierter Röntgenstrahlen kann die Knochendichte gemessen werden. Frühe Anzeichen für Osteoporose sind beispielsweise das Einbüßen von Körpergröße, eine verstärkte Krümmung der Wirbelsäule und der so genannte »Witwenbuckel«.

Das sind die schlechten Nachrichten. Die gute Neuigkeit ist die Tatsache, dass mehr und mehr über die Vorzüge von Gewichtstraining publiziert wird: Es werden Erfolge im Kampf gegen die Osteoporose erzielt, vor allem bei Frauen während und nach der Menopause. Neueste Forschungen haben ergeben, dass regelmäßige Übungen in Kombination mit Gewichtstraining und einer kalziumreichen Diät brüchige Knochen verhindern können.

Damit die Übungen überhaupt sinnvoll sind, müssen sie unbedingt mit Gewichten durchgeführt werden. Es ist klar, dass nur diejenigen Bereiche des Körpers, mit denen gearbeitet wird, davon profitieren können, denn der Knochenaufbau ist eine sehr spezifische Angelegenheit. Wenn Sie also mit Beingewichten arbeiten, wird das keinen Einfluss auf die Knochendichte Ihrer Arme haben!

Soll das nun bedeuten, dass Sie wie ein Bodybuilder aussehen werden? Nicht, wenn Sie den Anweisungen sorgfältig folgen und wenn Sie sich an die Größe der Gewichte halten, die wir Ihnen empfehlen. Grundsätzlich werden Sie ein besseres Verhältnis von Muskeln und Fett erarbeiten. Es kann sein, dass Sie ein wenig zunehmen werden, da Muskeln schwerer sind als Fettgewebe. Aber Sie werden mit Sicherheit schlanker und kräftiger wirken – und sich sehr viel besser fühlen.

Alle vorgeschlagenen Übungen können genauso gut ohne Gewichte durchgeführt werden. Wir empfehlen Ihnen sogar, dass Sie erst einmal ohne Gewichte beginnen, um die Technik zu üben und Muskelkraft aufzubauen. Sobald Sie meinen, so weit zu sein, können Sie vorerst »hausgemachte« Gewichte verwenden, zum Beispiel eine Dose Bohnen oder ein Säckchen Reis.

Unsere Empfehlung für Armgewichte liegt bei circa 900 Gramm pro Arm, für Beinmanschetten bis zu etwa 1 Kilo pro Bein.

Übung 31

Beingewichte – äußere Schenkelmuskeln

Ziel: Diese Serie von Übungen soll die äußeren Schenkelmuskeln (Abduktoren), die Gesäßmuskeln und die Muskeln der unteren Rückenregion (Kreuz-Lenden-Bereich) kräftigen; auch die Oberschenkel werden trainiert – die Übungen sind gut gegen Cellulitis!

Das sind sehr beliebte Übungen! Sie arbeiten mit den Abduktoren, die sich um Gesäß und Außenseite der Schenkel befinden.

Bei diesen Übungen ist es sehr wichtig, dass Sie den Rumpf ruhig halten und die Unterbauchmuskeln aktivieren (Nabel zur Wirbelsäule). Die Fähigkeit, eine zentrale Stabilität zu halten, während Sie die Gliedmaßen bewegen, ist die grundsätzliche Anforderung.

Achtung: Verwenden Sie erst dann Gewichte, wenn Sie ein gutes Gefühl für die Übungen gewonnen haben!

Checkliste

- ✔ Halten Sie den Nabel bei der Wirbelsäule, sodass der Schutz des unteren Rückens gewährleistet ist und er sich nicht wölbt und damit Ihre Taille nicht zum Boden sinkt.
- ✔ Dehnen Sie die Ferse so weit wie möglich von der Hüfte weg: Das Bein soll lang, ganz lang werden.

- ✔ Drehen Sie das Bein von der Hüfte aus leicht einwärts; achten Sie darauf, nicht allein aus dem Knöchel zu arbeiten.
- ✔ Halten Sie die Taille vom Boden weg, und machen Sie den Körper lang.
- ✔ Wenn Sie zu den Glücklichen zählen, die um die Hüften herum nicht »natürlich gepolstert« sind, kann es für Sie unbequem sein, in dieser Stellung zu liegen. Mit einem Stück Schaumstoff unter der Hüfte können Sie Abhilfe schaffen.

> Die folgende Übung ist die erste von vier zusammengehörenden Einheiten; Sie können die ganze Serie für eine Seite des Körpers durchführen, bevor Sie sich der anderen Seite widmen.

Ausrüstung

- Beginnen Sie mit diesen Übungen ohne Gewichte, bis Sie wirklich damit vertraut sind und Sie sich in keiner Weise mehr unbehaglich damit fühlen. Dann können Sie Beingewichte um die Knöchel anlegen – bis zu etwas über 1 kg; beginnen Sie mit den leichtesten Gewichten.

Ausgangsposition

Legen Sie sich in gerader Linie – das ist entscheidend – auf Ihre rechte Seite. Wenn Sie wollen, können Sie sich entlang einer Wand ausrichten, um die Linie zu überprüfen, aber lehnen Sie sich nicht an die Wand. Denken Sie an die Nord-Süd-Ausrichtung des Beckens.

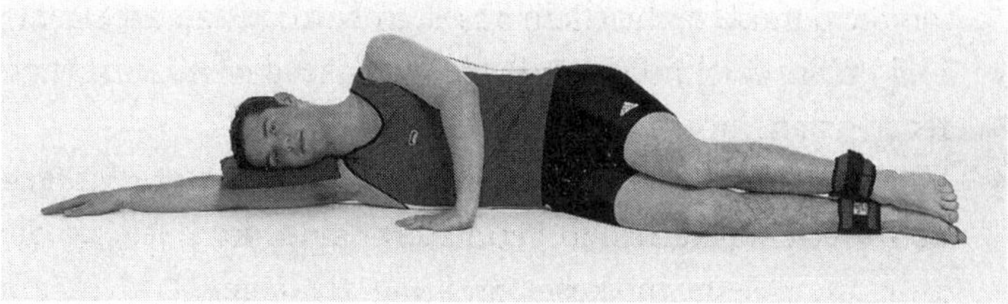

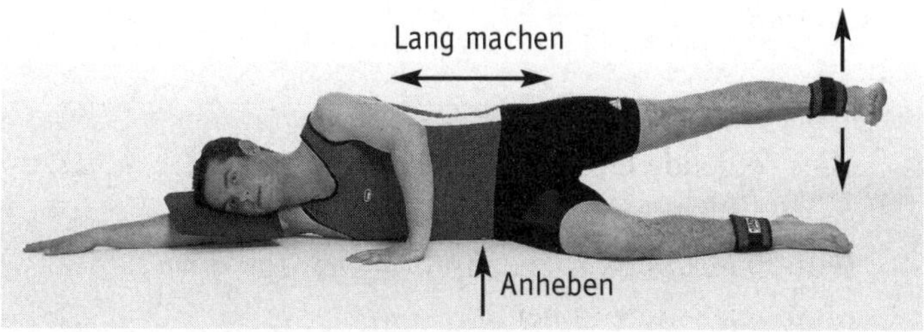

Der rechte Arm ist ausgestreckt, der Kopf ruht auf dem Arm. Winkeln Sie das rechte Bein vor sich ab. Von oben betrachtet, sollten Sie nun wie ein kleines »h« in Seitenansicht aussehen.

Stützen Sie sich mit dem linken Arm am Boden ab, um die Stellung halten zu können. Sie sollten während der ganzen Dauer der Übung die Taille vom Boden weghalten, den Nabel bei der Wirbelsäule lassen und auf die Länge im Rumpf achten.

Beginn der Übung

1. Heben Sie das linke Bein – es soll auf der Linie Ihrer Hüfte bleiben – ungefähr 15 cm vom Boden. Achten Sie darauf, es nicht nach hinten zu ziehen – das führt zum Hohlkreuz!
2. Drehen Sie das Bein leicht aus der Hüfte heraus ein, und winkeln Sie den Fuß in Richtung Ihres Gesichts ab.

3. Atmen Sie aus, während Sie das Bein langsam 15 cm anheben, dann atmen Sie ein und senken es. Heben und senken Sie das Bein 10-mal, ohne zum Boden zurückzugehen. Ausatmen beim Heben, einatmen beim Senken.
4. Beugen Sie das Bein und legen Sie es auf das darunter liegende, ebenfalls gebeugte Bein, um zu entspannen.

Übung 32/33

Beingewichte heben und senken/ Beingewichte 20-mal heben

Ziel: Die Abduktoren (Tensor-fasciae-latae-Muskeln) trainieren und mit den Gesäßmuskeln arbeiten.

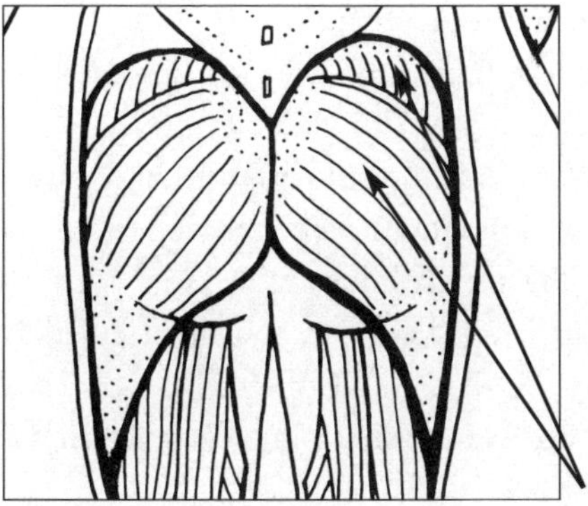

Eine phantastische Übung, um die Gesäßmuskeln und den unteren Rücken zu kräftigen. Die Gesäßmuskeln sind wichtige Haltungsmuskeln; sind sie zu schwach, beeinflusst das die gesamte Haltung. Sie werden überrascht sein, wie schwierig diese Übung im ersten Versuch ist – besonders dann, wenn Ihre restlichen Beinmuskeln überentwickelt sind.

Sie werden feststellen, dass Sie mit dem unteren Bein ebenfalls arbeiten – während es Sie im Gleichgewicht hält!

Achtung: Es handelt sich um fortgeschrittene Übungen. Bitte führen Sie diese nicht aus, bevor Sie mit Übung 31 wirklich gut zurechtkommen. Wenn Sie an einer Rückenverletzung laborieren, holen Sie erst medizinische Beratung ein.

Checkliste

- ✔ Achten Sie darauf, dass das Bein gerade und sanft aus der Hüfte heraus einwärts gedreht bleibt.
- ✔ Der Fuß bleibt angewinkelt.
- ✔ Die Hüfte soll hinten bleiben, der untere Rücken ist in Nord-Süd-Position ausgerichtet.
- ✔ Verwenden Sie die unteren Bauchmuskeln, um den Rücken zu unterstützen.
- ✔ Wenn Sie das Bein wieder in Linie mit Ihrem Körper bringen, achten Sie darauf, dass Sie es nicht zu weit zurückziehen, sonst machen Sie ein Hohlkreuz.
- ✔ Halten Sie den Rumpf lang, die Taille soll nicht auf den Boden »einfallen«.
- ✔ Geraten Sie nicht in die Versuchung, mit Gewichten zu arbeiten, die viel zu schwer sind.

Ausrüstung

- Beingewichte

Ausgangsposition
Beingewichte heben und senken

Wie bei Übung 31

Beginn der Übung
Beingewichte heben und senken

1. Heben Sie das Bein circa 15 cm vom Boden an, es sollte in Linie der Hüfte sein. Drehen Sie das ganze Bein aus dem

Hüftgelenk leicht einwärts, winkeln Sie den Fuß an, sodass die Zehen zu Ihrem Gesicht weisen.

2. Atmen Sie zur Vorbereitung ein, atmen Sie aus, Nabel zur Wirbelsäule. Nun nehmen Sie das Bein langsam nach vorn. Ihr Ziel sollte sein, einen Winkel von 90 Grad zum Rücken zu erreichen; aber arbeiten Sie schrittweise daran.
3. Heben und senken Sie das gestreckte Bein nicht mehr als etwa 15 cm, bleiben Sie in Linie der Hüfte. Atmen Sie beim Heben ein, atmen Sie beim Senken aus.
4. Bringen Sie das gestreckte Bein wieder in die Ausgangsposition zurück.
5. Machen Sie die Übung 10-mal, ohne das Bein auf den Boden zu legen. Einatmen beim Heben, ausatmen beim Senken. Dann beugen Sie das Knie und entspannen das Bein, indem Sie es auf das darunter liegende legen.

Ausgangsposition Beingewichte 20-mal heben (fortgeschrittene Übung)

Wie bei der vorhergehenden Übung

Beginn der Übung Beingewichte 20-mal heben

1. Nehmen Sie die Ausgangsposition ein, heben Sie das Bein, drehen Sie es aus dem Hüftgelenk einwärts, winkeln Sie den Fuß an. Atmen Sie zur Vorbereitung ein.
2. Atmen Sie aus, Nabel zur Wirbelsäule, nehmen Sie das Bein nach vorn, bilden Sie einen Winkel von 70 Grad zum Rücken.
3. Heben und senken Sie das gestreckte Bein auf Hüfthöhe circa 15 cm, halten Sie den Körper lang, heben Sie die Taille.
4. Wiederholen Sie die Übung bis zu 20-mal: 5-mal anheben und dabei einatmen, weitere 5-mal anheben und dabei ausatmen.

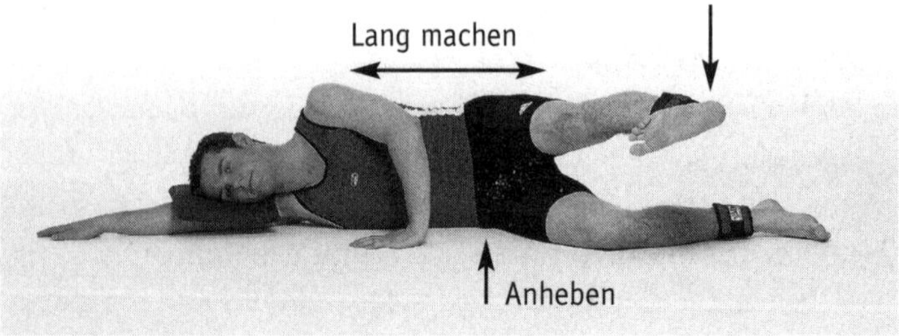

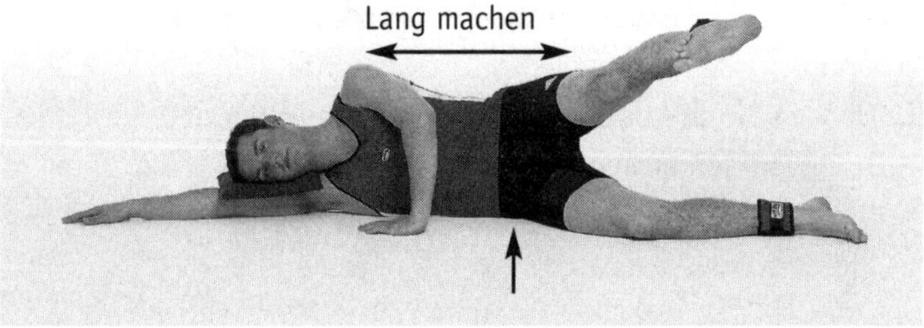

5. Achten Sie auf den Unterschied bei der Atmung: Sie atmen nun beim Heben aus und beim Senken ein.

Übung 34

Beingewichte – Innenschenkel

Ziel: Die Adduktoren trainieren; zentrale Stabilität erreichen.

Es ist ziemlich überraschend, wie schwach die Muskeln der Innenschenkel werden können, vor allem wenn im Vergleich dazu die anderen Beinmuskeln stark ausgebildet sind. Sie müssen ständig darauf achten, ein Kräftegleichgewicht zwischen den unterschiedlichen Beinmuskeln herzustellen.

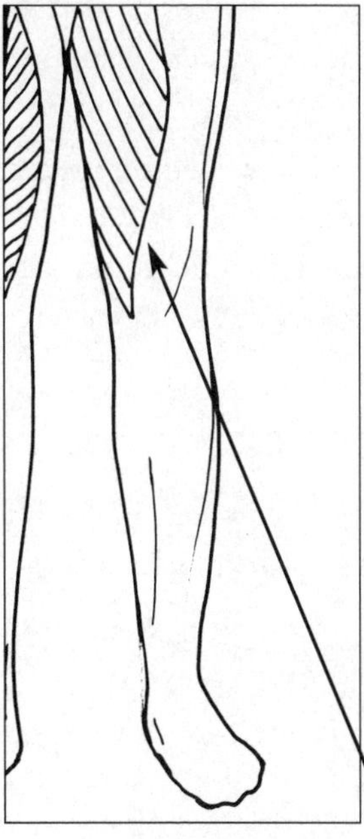

Adduktoren – Innenschenkelmuskulatur

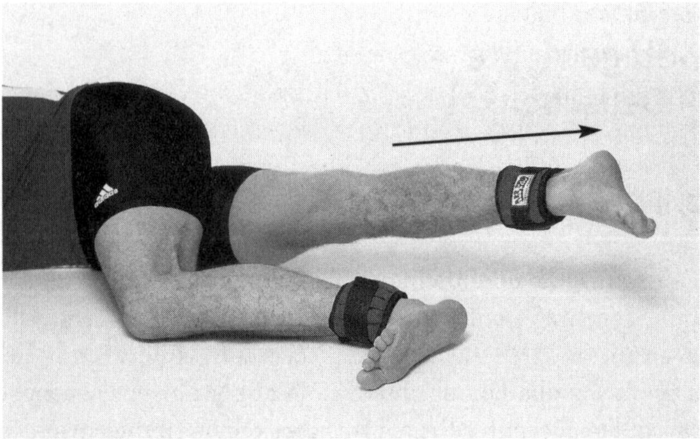

Checkliste

- ✔ Arbeiten Sie mit den Bauchmuskeln, lassen Sie die Taille nicht durchhängen.
- ✔ Achten Sie darauf, das ganze Bein zu bewegen und nicht nur aus dem Knie heraus zu drehen.
- ✔ Passen Sie auf, dass Sie den Fuß nicht »sicheln« (krümmen), um besser hochkommen zu können. Die Bewegung muss im Innenschenkel stattfinden.

Ausgangsposition

Bleiben Sie auf der linken Seite liegen, aber nun beugen Sie das Knie und legen es vor sich auf den Boden – wenn Sie möchten, auf ein Polster. Strecken Sie das untere Bein aus, drehen Sie es aus dem Hüftgelenk heraus, Zehen gestreckt.

Beginn der Übung

1. Atmen Sie zur Vorbereitung ein.
2. Halten Sie das Bein aus der Hüfte gedreht, lang und gerade, atmen Sie aus, Nabel zur Wirbelsäule, und heben Sie das Bein langsam an. Halten Sie es ausgestreckt.
3. Atmen Sie ein, während Sie das Bein senken.

Wiederholen Sie die Übung bis zu 20-mal.

Wenn Sie die Übungen 31 bis 34 abgeschlossen haben, können Sie mit der gesamten Serie der Übungen mit Beingewichten wieder von vorn anfangen – diesmal kommt die andere Seite des Körpers zum Zuge.

Übung 35

Armgewichte – Flys

Ziel: Brustkorb und Schultern öffnen und die Armmuskeln trainieren; die Brustmuskeln kräftigen.

Die Serie der Übungen mit Hanteln (35 bis 38) ist dazu gedacht, das Gleichgewicht im Oberkörper wiederherzustellen. Die Muskeln im Schulterbereich und die Armgelenke sollen gestärkt werden, ohne die Gelenke zu belasten. Die Übungen sind auch wunderbar geeignet, um den Rücken zu öffnen.

Ideal für diese Übungen ist eine Langbank, aber sie können genauso gut auf dem Boden durchgeführt werden.

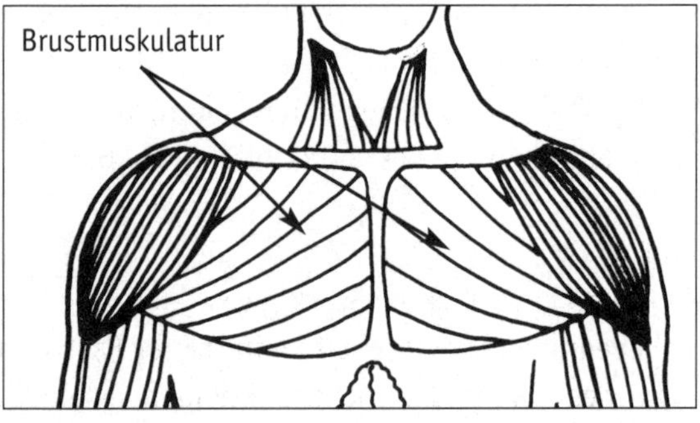

Mit den Hanteln sollten Sie immer eine Serie von 10 Einheiten machen und dann 30 Sekunden lang pausieren, bevor Sie die Übung wiederholen. Das gibt den betroffenen Muskeln Gelegenheit, Sauerstoff zu tanken.

Achtung: Diese Übung empfiehlt sich nicht, wenn Sie runde Schultern haben. Die Dichte und Stärke der Brustmuskeln würde zusätzlich erhöht, und in Ihrem Fall wären die Brustmuskeln ohnehin zu stark ausgeprägt.

Beachten Sie, dass es sich hier um eine der wenigen Übungen handelt, bei denen Sie einatmen, wenn Sie die Bewegung beginnen. Das soll Ihnen helfen, den Brustkorb zu öffnen, während Sie mit den Armen arbeiten.

Checkliste

✔ Strecken Sie die Arme nicht ganz gerade, den Ellbogen nicht durchdrücken – halten Sie einfach die natürliche Linie.

✔ Nehmen Sie die Arme zur Seite, die Gewichte nicht nach hinten nehmen.

✔ Halten Sie den Bauch flach – denken Sie an die Nord-Süd-Position, neutrale Wirbelsäule.

✔ Halten Sie die Innenschenkel zusammen, aber heben Sie das Steißbein nicht an – es soll sich lang machen.

Ausrüstung

- Hanteln, bis zu circa 1 kg pro Stück (es ist eine gute Idee, mit 0,5 kg zu beginnen; nehmen Sie einfach ein Päckchen Reis oder Ähnliches – wenn das leicht funktioniert, legen Sie sich Hanteln zu)
- Eine Langbank, falls sie zur Verfügung steht
- Ein Tennisball

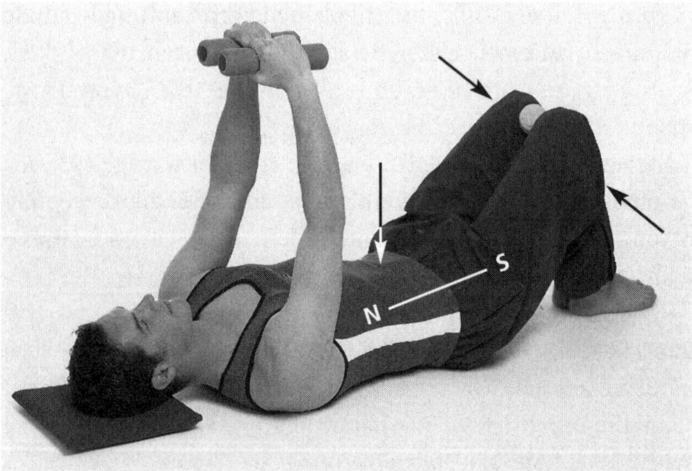

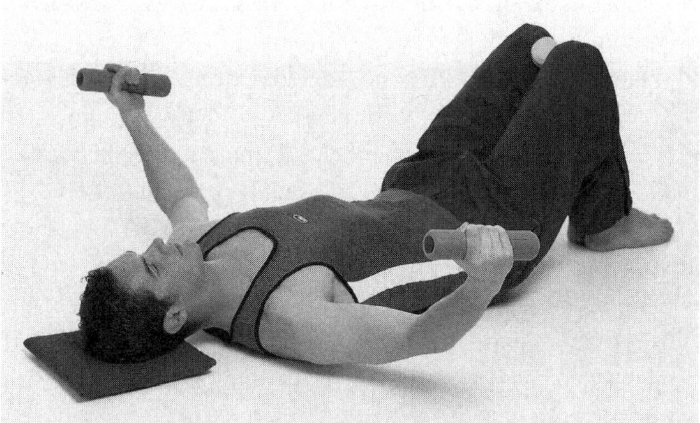

Ausgangsposition

Legen Sie sich auf den Rücken, die Knie sind gebeugt und zusammen. Nehmen Sie den Tennisball zwischen die Knie, Füße flach auf dem Boden. Strecken Sie die Arme aus, halten Sie die natürliche Biegung der Arme, die Ellbogen bleiben sanft gebeugt, so als würden Sie einen dicken Baumstamm umarmen.

Beginn der Übung

1. Atmen Sie ein, während Sie die Arme seitlich auf dem Boden ausstrecken. Achten Sie auf die natürliche Beugung, die Ellbogen bleiben leicht gebeugt.
2. Atmen Sie aus, Nabel zur Wirbelsäule, heben Sie die Arme über Ihren Brustkorb, direkt über das Brustbein.
3. Halten Sie die Innenschenkel zusammen, der Unterbauch bleibt flach.

Wiederholen Sie die Übung 10-mal.

Übung 36

Armgewichte – »Rückenschwimmen«

Ziel: Die Arme kontrollieren und die Schulterblätter öffnen; runde Schultern ausgleichen.

Sie arbeiten mit den Schultergelenken, stärken die Deltamuskeln, Bänder und Sehnen.

Das ist eine großartige Übung, um einen Ausgleich zu unserer ständig vorgebeugten Haltung mit hochgezogenen Schultern zu schaffen. Genießen Sie das Gefühl des Öffnens …

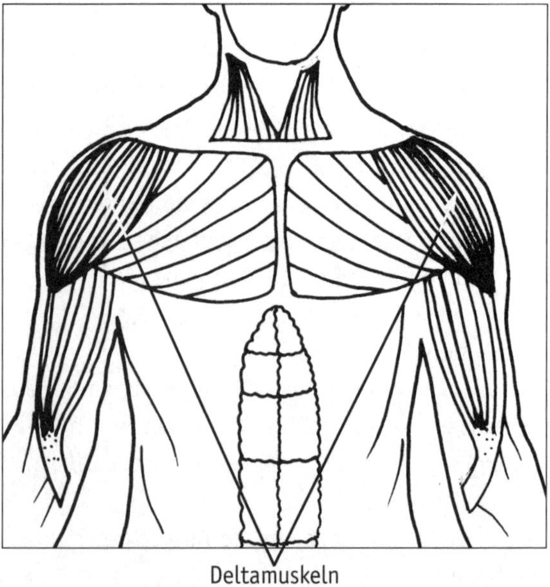

Checkliste

✔ Wie bei Übung 35: Den Rücken nicht wölben, denken Sie an die Nord-Süd-Position!

✔ Halten Sie den Arm außerhalb der Schulterlinie, wenn Sie ihn nach hinten nehmen.

✔ Wenn Sie die Übung auf einer Langbank machen, halten Sie den Arm auf Linie Ihres Körpers und parallel zu Ihrer Seite.

✔ Halten Sie die Innenschenkel zusammen, aber heben Sie das Steißbein nicht vom Boden oder der Bank.

Ausrüstung

- Hanteln zwischen 500 g und circa 1 kg pro Stück
- Ein Tennisball

Ausgangsposition

Legen Sie sich auf den Rücken, die Knie sind gebeugt, nehmen Sie einen Tennisball zwischen die Knie. Halten Sie die Füße flach auf dem Boden. Wenn möglich, führen Sie die Übung auf einer schmalen Langbank durch. Halten Sie die Hanteln und strecken Sie die Arme zur Decke hoch, die Handflächen weisen von Ihrem Gesicht weg, die Ellbogen sind leicht gebeugt.

Beginn der Übung

1. Atmen Sie zur Vorbereitung ein, dann atmen Sie aus, Nabel zur Wirbelsäule, während Sie den linken Arm hinter sich auf den Boden legen und den rechten Arm neben Ihrer Hüfte auf den Boden bringen.
2. Wenn Sie die Arme wieder in die Ausgangsposition bringen, atmen Sie ein.

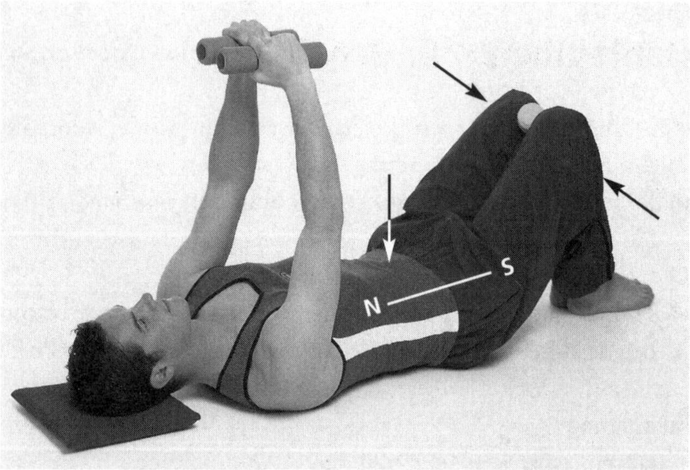

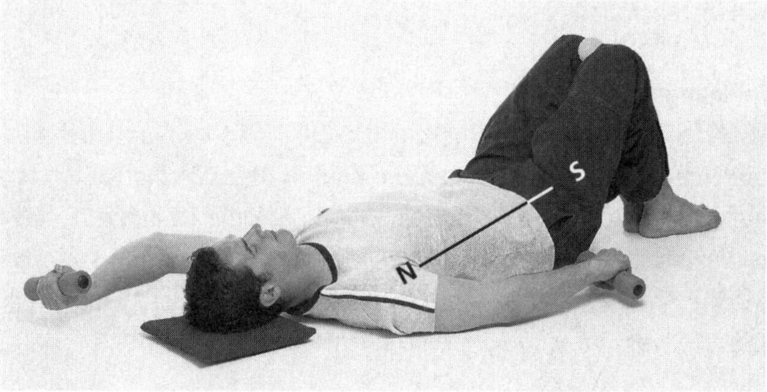

3. Atmen Sie aus, während Sie die Übung entgegengesetzt wiederholen.
4. Halten Sie die Innenschenkel zusammen, und senken Sie den Unterbauch zur Wirbelsäule.

Wiederholen Sie die Übung jeweils 10-mal.

Übung 37
Hantelübung für den Trizeps

Ziel: Den Trizeps trainieren; der Rest des Körpers soll sich dabei in völliger Übereinstimmung befinden.

Checkliste

✔ Achten Sie darauf, den Rücken nicht zu wölben; denken Sie an die Nord-Süd-Ausrichtung und die neutrale Position der Wirbelsäule.

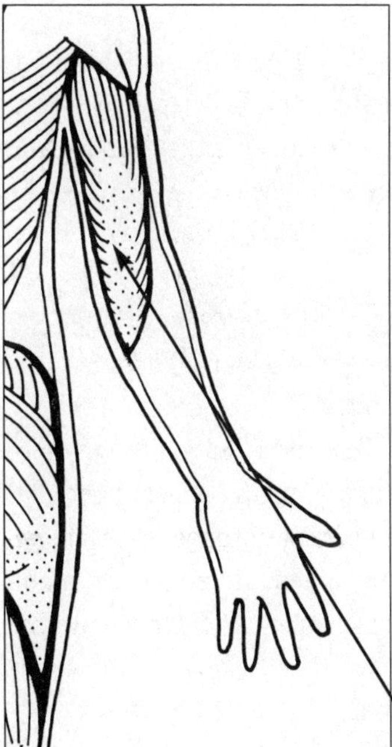

Der Trizeps befindet sich am hinteren Oberarm.

- ✔ Nehmen Sie den Arm nicht zu knapp an den Körper, achten Sie auf eine gewisse Weite in Oberkörper und Schultern.
- ✔ Arbeiten Sie ausschließlich zwischen Hand und Ellbogen.
- ✔ Das Handgelenk nicht knicken oder drehen!
- ✔ Achten Sie darauf, dass der Nacken lang bleibt und dass Sie sich durch die Wirbelsäule nach oben lang machen.

Ausrüstung

- Hanteln bis zu circa 1 kg pro Stück
- Ein Tennisball

Ausgangsposition

Setzen Sie sich auf den Boden, die Knie sind vor dem Körper gebeugt, zwischen den Knien haben Sie einen Tennisball. Sie können auch auf einem Stuhl mit gerader Lehne sitzen, aber dann ohne Ball. In einer Hand haben Sie das Gewicht.

Beginn der Übung

1. Machen Sie die Wirbelsäule aus den Hüften heraus lang.
2. Heben Sie den Arm, der Ellbogen ist so gebeugt, dass Sie Ihre Hand mit dem Gewicht hinter den Kopf bringen.
3. Konzentrieren Sie sich auf Schulter und Ellbogen – ohne diese zu bewegen, heben Sie nun den Arm circa 30 cm hoch, dabei nicht im Ellbogen sperren. Dann den Arm wieder senken.
4. Atmen Sie aus, wenn Sie den Arm heben, atmen Sie ein, wenn Sie ihn senken.

Wiederholen Sie die Übung 10-mal.

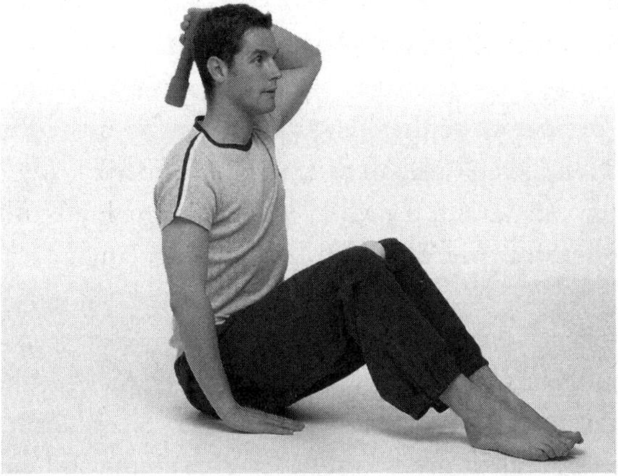

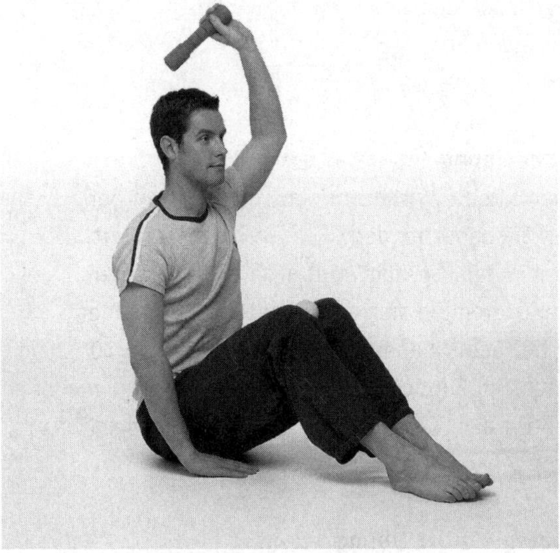

Übung 38

Hantelübung für den Bizeps

Ziel: Den Bizeps trainieren und die Bewegung des Arms kontrollieren; lernen, eine fließende Bewegung auszuführen, während der Rumpf stabil bleibt.

Dies ist eine sehr weit verbreitete Übung, die Sie in jedem Studio angeboten bekommen. Was zählt, ist die Art und Weise, wie Sie an die Übung herangehen: Der ganze Körper muss in guter Übereinstimmung sein, die Bewegung soll ihn nicht »duchbeuteln«, denn sonst wird die Wirbelsäule belastet. Verwenden Sie die zweite Hantel zur Stabilisierung.

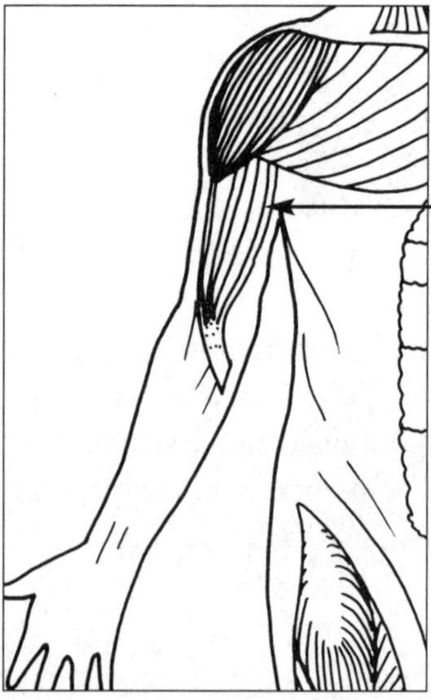

Der Bizeps befindet sich am vorderen Oberarm.

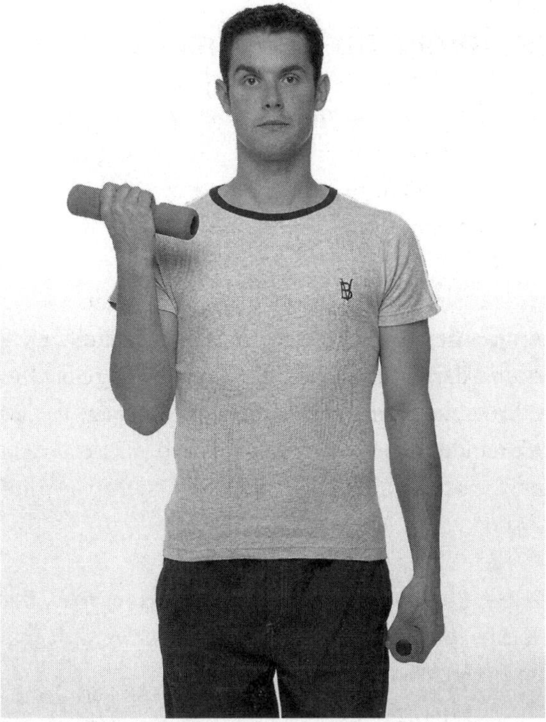

Checkliste

- ✔ Halten Sie den Ellbogen ruhig. Wenn Sie feststellen, dass er sich bewegt, senken Sie das zweite Gewicht und halten Sie es ruhig; mit dieser Hand stabilisieren Sie sich nur.
- ✔ Erinnern Sie sich an die Anweisungen zum entspannten Stehen (Seite 51), machen Sie die Wirbelsäule lang.

Ausrüstung

- Hanteln bis zu circa 1 kg pro Stück

Ausgangsposition

Stehen Sie korrekt, die Füße sind etwas voneinander entfernt. Halten Sie die Arme an Ihren Seiten, in jeder Hand eine Hantel. Die Handfläche des Arms, mit dem Sie arbeiten wollen, zeigt nach vorn.

Beginn der Übung

1. Atmen Sie zur Vorbereitung ein, machen Sie die Wirbelsäule lang.
2. Atmen Sie aus, Nabel zur Wirbelsäule, und heben Sie den Unterarm, der Ellbogen bleibt ruhig und eng an Ihrer Seite. Die Bewegung endet, wenn Ihre Hand beinahe das Schultergelenk berührt.
3. Atmen Sie aus, während Sie den Arm wieder an Ihrer Seite absenken.

Wiederholen Sie die Übung 10-mal mit einem Arm, dann wechseln Sie zum anderen Arm. Versuchen Sie, mit jedem Arm eine Dreierfolge zu schaffen.

Das Entspannen

Die beiden folgenden Übungen sollen Ihnen helfen, sich nach dem Trainingsprogramm zu entspannen. Lassen Sie sie nicht einfach weg – diese Übungen sind sehr wichtig. Sie unterstützen Sie beim inneren Sammeln und entspannen Gelenke, Bänder und Sehnen sowie die inneren Organe nach dem Training.

Die bewusste Atmung wird Ihnen nach der intensiven Arbeit mit Ihrem Körper ein Gefühl von Zufriedenheit vermitteln. Nehmen Sie sich ein bisschen Zeit, um zu entspannen und zu beobachten, wie Sie sich nach dem Training fühlen.

Am besten legen Sie sich in der »Entspannungsposition« (siehe Seite 66) auf den Boden – so lange, wie Sie möchten.

Übung 39

Arme öffnen

Ziel: Das Entspannen des Körpers nach dem Training; ein Gefühl von »Weite« in der Brust erreichen.

Konzentrieren Sie sich auf Ihre Arme und Hände, fühlen Sie, wie die Luft an ihnen vorbeiströmt.

Checkliste

- ✔ Achten Sie darauf, dass die Knie wirklich ordentlich gebeugt sind, und versuchen Sie, sie zusammenzuhalten.
- ✔ Der Kopf soll der Bewegung der Hand folgen.
- ✔ Ellbogen locker gebeugt lassen.
- ✔ Öffnen Sie nur so weit, wie Sie es als angenehm empfinden.

Ausrüstung

- Falls nötig, ein Polster

Ausgangsposition

Sie liegen seitlich auf dem Boden, die Knie im rechten Winkel angezogen. Der Rücken sollte eine gerade Linie bilden. Wahrscheinlich haben Sie es bequemer, wenn Sie ein Polster unter den Kopf legen. Ihre Arme sind vor Ihnen ausgestreckt, die Handflächen liegen aufeinander und in verlängerter Linie der Schultern.

Beginn der Übung

1. Atmen Sie ein, während Sie den oben liegenden Arm langsam anheben und strecken. Ellbogen dabei locker lassen – machen

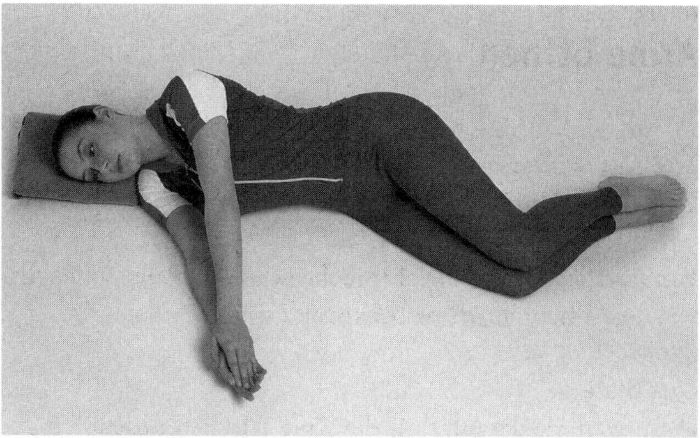

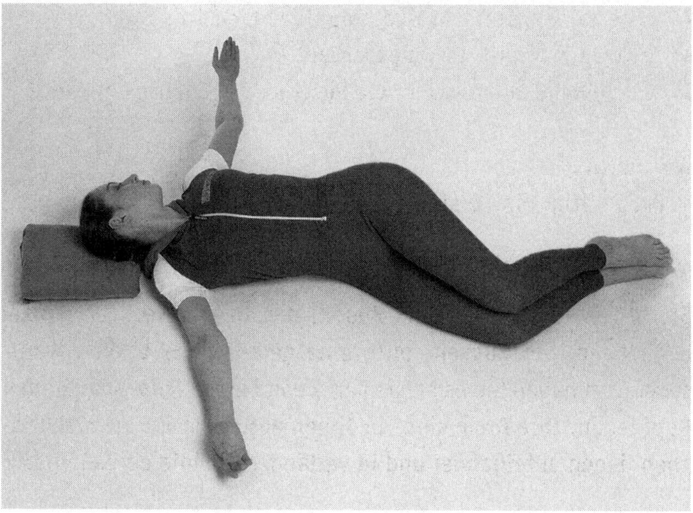

Sie mit dem Arm eine Bewegung, als ob Sie eine Tür öffnen würden. Halten Sie den Blick auf die Hand gerichtet, sodass der Kopf der Bewegung folgt. Das Ziel ist, den Boden hinter sich zu berühren, aber erzwingen Sie nichts. Versuchen Sie, die Knie zusammenzuhalten.

2. Atmen Sie aus, während Sie den Arm in einer bogenförmigen Bewegung wieder zurückbringen und ihn auf den anderen Arm zurücklegen. Wiederholen Sie die Übung 5-mal, dann drehen Sie sich auf die andere Seite und beginnen von neuem.

Übung 40

Kissendrücken

Ziel: Die Wirbelsäule lang machen; Bauch- und innere Schenkelmuskeln kräftigen.

Die Übung öffnet Ihre Hüftgelenke und macht den Rücken weit.

Diese Übung ist gut, um steife und verkrampfte Muskeln zu lockern. Sie hilft, die Wirbelsäule zu verlängern und die inneren Organe wieder an den richtigen Platz zu bringen.

Checkliste

✔ Der Nacken soll bei der Übung nicht beteiligt sein. Denken Sie daran, das Brustbein und den Nacken locker zu halten, während Sie Knie und Schenkel zusammendrücken.

✔ Lassen Sie das Steißbein unten und weggedehnt; Nord-Süd-Position, neutrale Wirbelsäule, Lendenwirbelbereich nicht nach unten pressen.

✔ Versuchen Sie, die Muskeln auf der Vorderseite der Hüften entspannt zu halten.

Ausrüstung

- Ein großes Kissen

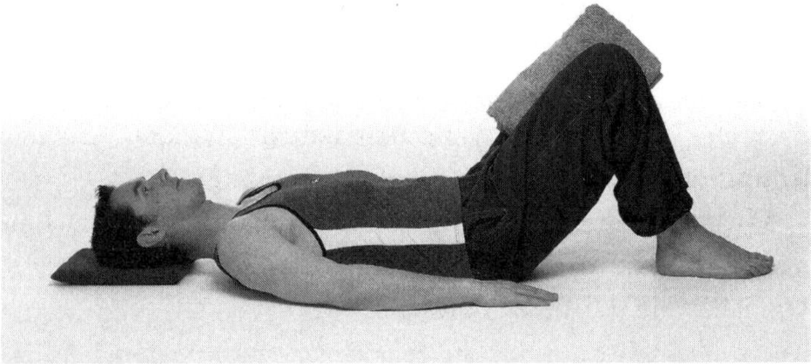

Ausgangsposition

Legen Sie sich auf den Rücken, die Knie sind gebeugt. Die Füße bleiben zusammen und flach auf dem Boden; die Arme lassen Sie neben Ihren Seiten liegen. Öffnen Sie nun die Knie und nehmen Sie das einfach gefaltete Kissen zwischen die Knie.

Beginn der Übung

1. Atmen Sie zur Vorbereitung tief ein.
2. Atmen Sie aus, machen Sie das Ende der Wirbelsäule lang, Nabel zur Wirbelsäule, der Unterbauch senkt sich zur Wirbelsäule. Dann pressen Sie die Knie und die Innenschenkel zusammen. Halten Sie diese Stellung, und zählen Sie mindestens bis 6, maximal bis 10 – dabei nicht die Nord-Süd-Ausrichtung vergessen.
3. Tief einatmen, wenn Sie entspannen.

Wiederholen Sie die Übung 8-mal.

Die Arbeit mit Pilates

Sobald Sie mit den Übungen vertraut sind, werden Sie einen Trainingsplan brauchen, um damit zu arbeiten.

Hier finden Sie ein paar Vorschläge, um die Übungen sinnvoll für die Dauer einer Woche zu kombinieren – je nachdem, wie lange Sie trainieren möchten:

- ✔ eine kurze tägliche Einheit
- ✔ 3 Einheiten pro Woche
- ✔ 2 Einheiten pro Woche

Es gibt keine Anweisungen für die zeitliche Dauer, jede/r hat seine/ihre individuelle Geschwindigkeit.

Wenn Sie unter einem der klassischen Haltungsfehler leiden (siehe Seite 229), dann werden Sie zusätzlich Krankengymnastik benötigen.

Eine kurze tägliche Einheit

Bei täglichem Training sollten Sie auf alle Fälle die Aufwärmübungen (Seite 51–102) einschließen. Übungen mit Gewichten (Seite 181–208) sollten Sie dagegen nicht machen, sondern erst dann, wenn Sie sich mehr Zeit nehmen können.

1. Tag

Abrollen an der Wand, Übung 2
Entspannungsposition, Übung 4
Brustkorbatmung, Übung 5
Nabel zur Wirbelsäule, Übung 6
Knie- und Beinkreise, Übung 7
Dehnen der Kniesehnen, Übung 8
Hüftbeuger dehnen, Übung 9
Schultern entspannen, Übung 10
Nackenrollen – Nasenspiralen, Übung 11
Das Rad, Übung 12
Hüfte rollen, Übung 13

Entspanntes Stehen, Übung 1
Der Korkenzieher, Übung 14

Curl-ups, Übung 20
Ruheposition und Rückenatmung, Übung 30
Obliquus Curl-ups, Übung 21

Die Katze, Übung 29

Kissendrücken, Übung 40

2. Tag

Abrollen an der Wand, Übung 2
Entspannungsposition, Übung 4
Brustkorbatmung, Übung 5
Nabel zur Wirbelsäule, Übung 6
Knie- und Beinkreise, Übung 7
Dehnen der Kniesehnen, Übung 8
Hüftbeuger dehnen, Übung 9
Schultern entspannen, Übung 10
Nackenrollen und Nasenspiralen, Übung 11
Das Rad, Übung 12
Hüfte rollen, Übung 13

Entspanntes Stehen, Übung 1

Taille drehen, Übung 17

Single leg stretch, Übung 23
Fersenübung, Übung 28
Ruheposition und Rückenatmung, Übung 30

Arme öffnen, Übung 39

3. Tag

Abrollen an der Wand, Übung 2
Entspannungsposition, Übung 4
Brustkorbatmung, Übung 5
Nabel zur Wirbelsäule, Übung 6
Knie- und Beinkreise, Übung 7
Dehnen der Kniesehnen, Übung 8
Hüftbeuger dehnen, Übung 9
Schultern entspannen, Übung 10
Nackenrollen und Nasenspiralen, Übung 11
Das Rad, Übung 12
Hüfte rollen, Übung 13

Entspanntes Stehen, Übung 1
Der Korkenzieher, Übung 14
Handgelenke, Hände und Finger, Übung 19

Curl-ups, Übung 20
Obliquus Curl-ups, Übung 21

Der Stern, Übung 27
Ruheposition und Rückenatmung, Übung 30

Kissendrücken, Übung 40

4. Tag

Abrollen an der Wand, Übung 2
Entspannungsposition, Übung 4
Brustkorbatmung, Übung 5
Nabel zur Wirbelsäule, Übung 6
Knie- und Beinkreise, Übung 7
Dehnen der Kniesehnen, Übung 8
Hüftbeuger dehnen, Übung 9
Schultern entspannen, Übung 10
Nackenrollen – Nasenspiralen, Übung 11
Das Rad, Übung 12
Hüfte rollen, Übung 13
Entspanntes Stehen, Übung 1
Strecken mit dem Stab, Übung 18
Samson, Übung 15

Curl-downs, Übung 25 (wenn fortgeschritten, sonst Curl-ups, Übung 20)
Fußkreisen, Übung 26

Die Katze, Übung 29
Ruheposition und Rückenatmung, Übung 30

Arme öffnen, Übung 39

5. Tag

Abrollen an der Wand, Übung 2
Gleiten an der Wand, Übung 3
Entspannungsposition, Übung 4
Brustkorbatmung, Übung 5
Nabel zur Wirbelsäule, Übung 6
Knie- und Beinkreise, Übung 7
Dehnen der Kniesehnen, Übung 8
Hüftbeuger dehnen, Übung 9
Schultern entspannen, Übung 10
Nackenrollen und Nasenspiralen, Übung 11
Das Rad, Übung 12
Hüfte rollen, Übung 13

Entspanntes Stehen, Übung 1
Der Korkenzieher, Übung 14
Seitliches Dehnen, Übung 16

Die Hundert, Übung 24

Der Stern, Übung 27
Ruheposition und Rückenatmung, Übung 30

Arme öffnen, Übung 39

6. Tag

Abrollen an der Wand, Übung 2
Entspannungsposition, Übung 4
Brustkorbatmung, Übung 5
Nabel zur Wirbelsäule, Übung 6
Knie- und Beinkreise, Übung 7
Dehnen der Kniesehnen, Übung 8
Hüftbeuger dehnen, Übung 9
Schultern entspannen, Übung 10
Nackenrollen und Nasenspiralen, Übung 11
Das Rad, Übung 12
Hüfte rollen, Übung 13

Entspanntes Stehen, Übung 1
Gleiten an der Wand, Übung 3
Strecken mit dem Stab, Übung 18

Single leg stretch, Übung 23

Die Katze, Übung 29
Ruheposition und Rückenatmung, Übung 30

Arme öffnen, Übung 39

7. Tag

Abrollen an der Wand, Übung 2
Entspannungsposition, Übung 4
Brustkorbatmung, Übung 5
Nabel zur Wirbelsäule, Übung 6
Knie- und Beinkreise, Übung 7
Dehnen der Kniesehnen, Übung 8
Hüftbeuger dehnen, Übung 9
Schultern entspannen, Übung 10
Nackenrollen und Nasenspiralen, Übung 11
Das Rad, Übung 12
Hüfte rollen, Übung 13

Entspanntes Stehen, Übung 1
Taille drehen, Übung 17

Fußkreisen, Übung 26 A–26 D

Die Hundert, Übung 24

Fersenübung, Übung 28
Ruheposition und Rückenatmung, Übung 30

Kissendrücken, Übung 40

3 Einheiten pro Woche

1. Übungsreihe

Abrollen an der Wand, Übung 2
Gleiten an der Wand, Übung 3
Entspannungsposition, Übung 4
Brustkorbatmung, Übung 5
Nabel zur Wirbelsäule, Übung 6
Knie- und Beinkreise, Übung 7
Dehnen der Kniesehnen, Übung 8
Hüftbeuger dehnen, Übung 9
Schultern entspannen, Übung 10
Nackenrollen und Nasenspiralen, Übung 11
Das Rad, Übung 12
Hüfte rollen, Übung 13

Entspanntes Stehen, Übung 1
Der Korkenzieher, Übung 14
Seitliches Dehnen, Übung 16

Curl-ups, Übung 20
Obliquus Curl-ups, Übung 21
Single leg stretch, Übung 23
Nasenspiralen, Übung 11
Curl-downs, Übung 25 (wenn fortgeschritten)

Der Stern, Übung 27
Ruheposition und Rückenatmung, Übung 30

Beinübungen mit Gewichten, Übungen 31–34

Arme öffnen, Übung 39
Kissendrücken, Übung 40

2. Übungsreihe
Abrollen an der Wand, Übung 2
Entspannungsposition, Übung 4
Brustkorbatmung, Übung 5
Nabel zur Wirbelsäule, Übung 6
Knie- und Beinkreise, Übung 7
Dehnen der Kniesehnen, Übung 8
Hüftbeuger dehnen, Übung 9
Schultern entspannen, Übung 10
Nackenrollen und Nasenspiralen, Übung 11
Das Rad, Übung 12
Hüfte rollen, Übung 13

Entspanntes Stehen, Übung 1
Taille drehen, Übung 17
Strecken mit dem Stab, Übung 18
Handgelenk, Hände und Finger, Übung 19

Single leg stretch, Übung 23
Die Hundert, Übung 24
Nasenspiralen, Übung 11
Curl-downs, Übung 25 (wenn fortgeschritten)
Fußkreisen, Übung 26 A–26 D

Armübungen mit Hanteln, Übungen 35–38
Arme öffnen, Übung 39
Kissendrücken, Übung 40

3. Übungsreihe
Abrollen an der Wand, Übung 2
Entspannungsposition, Übung 4
Brustkorbatmung, Übung 5
Nabel zur Wirbelsäule, Übung 6
Knie- und Beinkreise, Übung 7
Dehnen der Kniesehnen, Übung 8
Hüftbeuger dehnen, Übung 9
Schultern entspannen, Übung 10
Nackenrollen und Nasenspiralen, Übung 11
Das Rad, Übung 12
Hüfte rollen, Übung 13

Entspanntes Stehen, Übung 1
Der Korkenzieher, Übung 14
Samson, Übung 15

Curl-ups, Übung 20
Obliquus Curl-ups, Übung 21
Single leg stretch, Übung 23
Curl-downs, Übung 25 (wenn fortgeschritten)

Fersenübung, Übung 28
Die Katze, Übung 29
Ruheposition und Rückenatmung, Übung 30

Beinübungen mit Gewichten, Übungen 31–34

Arme öffnen, Übung 39
Kissendrücken, Übung 40

2 Einheiten pro Woche

1. Übungsreihe
Abrollen an der Wand, Übung 2
Gleiten an der Wand, Übung 3
Entspannungsposition, Übung 4
Brustkorbatmung, Übung 5
Nabel zur Wirbelsäule, Übung 6
Knie- und Beinkreise, Übung 7
Dehnen der Kniesehnen, Übung 8
Hüftbeuger dehnen, Übung 9
Schultern entspannen, Übung 10
Nackenrollen und Nasenspiralen, Übung 11
Das Rad, Übung 12
Hüfte rollen, Übung 13

Entspanntes Stehen, Übung 1
Der Korkenzieher, Übung 14
Seitliches Dehnen, Übung 16

Taille drehen, Übung 17
Handgelenk, Hände und Finger, Übung 19

Curl-ups und Obliquus Curl-ups, Übungen 20 und 21
Single leg stretch, Übung 23
Nasenspiralen, Übung 11
Curl-downs, Übung 25

Der Stern, Übung 27
Fersenübung, Übung 28
Die Katze, Übung 29
Ruheposition und Rückenatmung, Übung 30
Beinübungen mit Gewichten, Armübungen mit Hanteln, Übungen 31–38

Arme öffnen, Übung 39
Kissendrücken, Übung 40

2. Übungsreihe

Abrollen an der Wand, Übung 2
Gleiten an der Wand, Übung 3
Entspannungsposition, Übung 4
Brustkorbatmung, Übung 5
Nabel zur Wirbelsäule, Übung 6
Knie- und Beinkreise, Übung 7
Dehnen der Kniesehnen, Übung 8
Hüftbeuger dehnen, Übung 9
Schultern entspannen, Übung 10
Nackenrollen und Nasenspiralen, Übung 11

Das Rad, Übung 12
Hüfte rollen, Übung 13

Entspanntes Stehen, Übung 1
Strecken mit dem Stab, Übung 18
Taille drehen, Übung 17
Samson, Übung 15

Curl-ups und Obliquus Curl-ups, Übungen 20 und 21
Single leg stretch, Übung 23
Nasenspiralen, Übung 11
Die Hundert, Übung 24

Der Stern, Übung 27
Die Katze, Übung 29
Fersenübung, Übung 28
Ruheposition und Rückenatmung, Übung 30

Beinübungen mit Gewichten, Armübungen mit Hanteln, Übungen 31–38
Fußkreisen, Übung 26 A–26 D
Arme öffnen, Übung 39
Kissendrücken, Übung 40

Übungen zur Korrektur allgemeiner Haltungsfehler

Möglicherweise bekennen Sie sich zu einem der folgenden Haltungsfehler. Das festzustellen ist natürlich nicht so einfach, und im Idealfall würde Ihnen ein *Pilates*-Lehrer dabei helfen. Unter Umständen wissen Sie aber durch eine medizinische Diagnose, dass Sie eher zu einem Hohlkreuz oder zu einem Rundrücken neigen. Dann wird Ihnen dieses Kapitel zur effizienten Gestaltung der Übungsreihen gute Dienste leisten.

Sehr viele Haltungsfehler sind eine Kombination verschiedener Schwächen, etwa ein runder Hohlrücken.

Wir geben für die verschiedenen Haltungstypen Übungen an, die Sie unbedingt bei jedem Training durchführen sollten. Das heißt aber nicht, dass Sie keine anderen Übungen machen sollten.

Achtung: Fragen Sie immer erst Ihren Arzt, bevor Sie mit den Übungen beginnen.

Lordose: Hohlkreuz

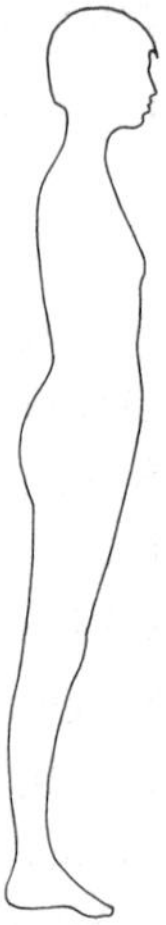

Abrollen an der Wand, Übung 2
Gleiten an der Wand, Übung 3
Nabel zur Wirbelsäule, Übung 6
Dehnen der Kniesehnen, Übung 8
Hüftbeuger dehnen, Übung 9
Hüfte rollen, Übung 13
Curl-ups, Übung 20
Obliquus Curl-ups, Übung 21
Single leg stretch, Übung 23
Die Hundert, Übung 24
Der Stern, Übung 27
Die Katze, Übung 29
Ruheposition und Rückenatmung, Übung 30
Beingewichte – äußere Schenkelmuskeln, Übung 31
Kissendrücken, Übung 40

Kyphose: Rundrücken

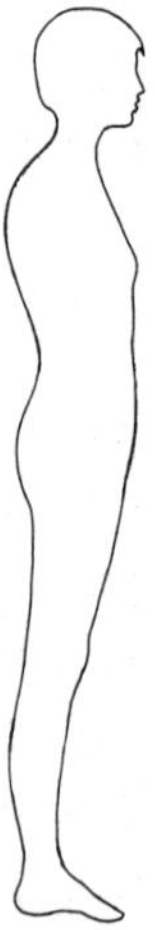

Abrollen an der Wand, Übung 2
Nabel zur Wirbelsäule, Übung 6
Schultern entspannen, Übung 10
Nackenrollen, Übung 11
Der Korkenzieher, Übung 14
Strecken mit dem Stab, Übung 18
Der Stern, Übung 27
Die Katze, Übung 29
Armgewichte – »Rückenschwimmen«, Übung 36
Arme öffnen, Übung 39
Unbedingt vermeiden:
Armgewichte – Flys, Übung 35

Flachrücken

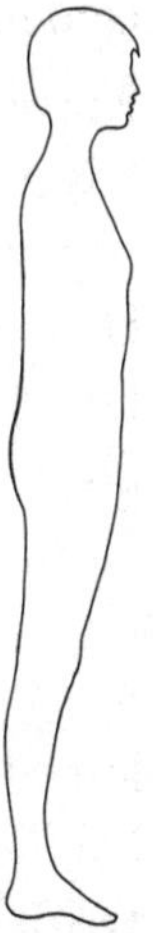

Der untere Rücken ist zu flach, ohne Krümmung; das Becken kippt nach hinten.

Abrollen an der Wand, Übung 2
Dehnen der Kniesehnen, Übung 8
Strecken mit dem Stab, Übung 18
Curl-ups, Übung 20
Obliquus Curl-ups, Übung 21
Single leg stretch, Übung 23
Der Stern, Übung 27
Fersenübung, Übung 28 (die Sphinx-Position ist gut für Sie, aber bitte vorsichtig sein und bei Schmerzen aufhören!)
Die Katze, Übung 29

Hohlrundrücken

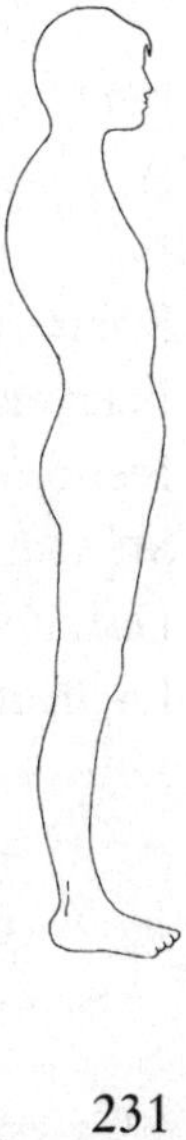

Das Becken ist zu weit vorn; das sieht aus, als ob man sich zurücklehnen würde. Diese Haltung ist vor allem bei Jugendlichen oft anzutreffen, die in sich zusammensinken oder sich »lümmeln«.

Abrollen an der Wand, Übung 2
Gleiten an der Wand, Übung 3
Dehnen der Kniesehnen, Übung 8
Hüftbeuger dehnen, Übung 9
Der Korkenzieher, Übung 14
Seitliches Dehnen, Übung 16
Strecken mit dem Stab, Übung 18
Curl-ups, Übung 20

Obliquus Curl-ups, Übung 21
Single leg stretch, Übung 23
Kissendrücken, Übung 40

Skoliose

Seitliche Verschiebung der Wirbelsäule; man unterscheidet die C-förmige und die S-förmige Skoliose.

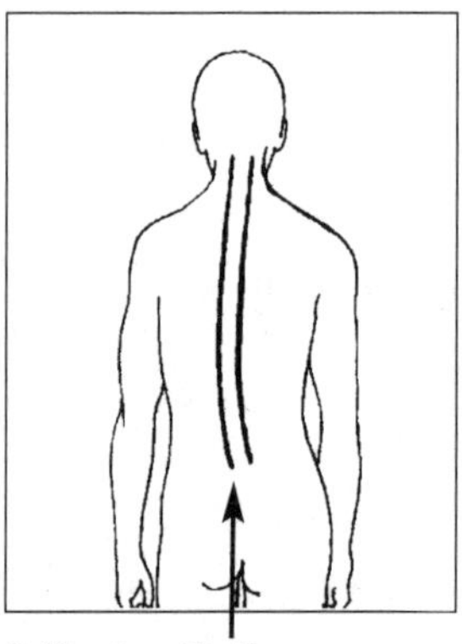
C-förmige Skoliose

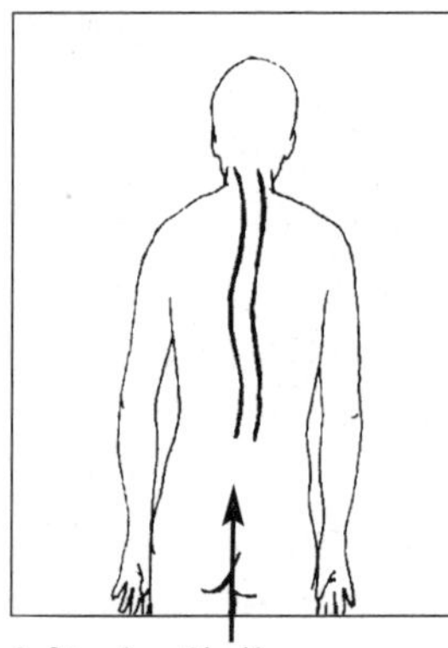
S-förmige Skoliose

Wenn Sie regelmäßig *Pilates* machen, den Oberkörper dehnen und stärken, werden Sie eine erstaunliche Verbesserung feststellen. Zusätzlich werden Sie bemerken, dass die Muskeln an der Außenseite der Krümmung zu schwach sind und gestärkt werden müssen, die Muskeln an der Innenseite sollten gedehnt werden.

Adressen

Informationen über Body Control Pilates Lehrer, Workshops, Videos und die Ausbildung zum Pilates-Lehrer erhalten Sie über:

Body Control Pilates
6 Langley Street
London, WC2H 9JA
Tel.: 00 44-(0)20 73 79 37 34
Fax: 00 44-(0)20 73 79 75 51

Homepage mit internationaler Information:
www.bodycontrol.co.uk

Danksagung

Die Autoren bedanken sich bei der Fotografin Lesley Howling für die entspannte Atmosphäre und bei den Modellen Rebecca Gould und Paul Higgins für die perfekte Ausführung der Übungen. Des Weiteren bedanken wir uns bei der Lehrerin Barbara Mayr für die großartige Kooperation.

Unser Dank gilt aber ganz besonders Helge Fisher, die in den letzten Jahren maßgeblich an der Weiterentwicklung von Body Control Pilates beteiligt war. Ihre Begeisterung, unermüdliche Energie und einmaligen Fachkenntnisse tragen dazu bei, dass Body Control Pilates ein anerkannter Qualitätsstandard geworden ist. Helge hat das Buch nicht nur aus dem Englischen übersetzt, sondern war an allen Entwicklungsstufen dieser Ausgabe beteiligt. »We could not have done this without her.«

Register

A
Abduktoren 185, 189
Achillessehne 59
Adduktoren 136, 193
Aerobic 35
Alkoholkonsum 47
Alltagsstress 103
Alterungsprozess 181
Anspannung 52, 90
Arm(e) 26 ff., 54, 57, 73 f., 103, 105–108, 119, 121 f., 143, 187, 198 f., 201, 204 ff., 208, 210 ff.
– gewichte 196–202
– muskeln 196
Atemübungen 142
Atmung 20, 32, 39, 48, 57, 69, 82, 99, 102, 106, 122, 132, 139, 141 f., 170, 174, 180
Augen 67
Ausatmen 70, 72 f., 82, 85, 102
Ausrichtung der Körperteile 39

B
Bänder 51
Bandscheiben 96, 111
– vorfall 11
Bauch 31, 43, 73, 100, 128, 131, 147 f., 166 f., 213
– atmung 68
– bereich 71, 125, 129
– decke 167
– muskeln 36 f., 52 f., 55, 60, 72 ff., 86, 100, 125 f., 129, 136, 139, 141 f., 144, 146, 165 f., 171, 190, 193 f.
Becken 30, 32, 41, 56, 59, 71, 73, 76–79, 82, 84 f., 97, 152, 169 f., 173
– bereich 66, 71
– boden 34, 57
– ebene 173
– stellung, korrekte 59
Bein(e) 25 f., 28, 72–76, 82 f., 87, 100, 137, 167 f., 170, 173, 185–188, 190 ff.
– drehung 133
– gewichte 189–195
– kreise 75–79
– muskeln 165
Benommenheit 69
Bertherat, Thérèse 34
Beugemuskeln 142
Beugen 125–128
Beugeübungen 125
Beweglichkeit, verbesserte 21

Bewegungsmangel 51
Bindewebe 181
Blut 32
– kreislauf 22
– zirkulation 141, 153
Body Control 12 f., 18
Brust 101, 143, 148
– muskeln 141, 196 f.
– wirbel 95
Brustbein 33, 54, 66, 70, 82, 91, 139, 144, 173, 199, 213
Brustkorb 32 f., 68, 98, 101, 103, 117, 138 f., 144 f., 180, 199
– atmung 33, 38, 668 ff., 72, 137, 141

C

Cellulitis 185
Code, genetischer 43
Curl-downs 146, 149
Curl-ups 125–128

E

Einatmen 69 f., 72 f.
Ellbogen 31, 105, 122, 131, 139, 149, 166
Endorphine 22
Energie 36
Entspannung 23, 25, 38, 45, 48, 63, 66, 87 f., 209–212
Entspannungsposition 48, 69, 209
– übungen 64
Erector spinae 171
Erector-spinae-Gruppe 37
Ernährung, falsche 51

F

Ferse 53, 61 f., 139, 157 f., 162
Figur, optimale 44
Finger 107, 121 ff.
– gelenke 121, 154
– knochen 121, 161
– spitzen 89
Fitnessübungen 9
Flys 196–202
Fuß (Füße) 27, 29 f., 42, 53, 56, 60, 62, 65, 73, 82, 87, 127, 147, 151–157, 162, 166, 179, 194, 201, 208
– bogen 156 f.
– flächen 53, 61
– knöchel 138
– knochen 162
– übungen 153, 158 f.
– wurzelknochen 161

G

Gehirn 27
Geist-Körper-Verbindung 27
Gelenke 52
Gesäß 20, 57, 71, 111, 174, 179 f., 185
– muskeln 185, 189
Gewichte 46
Gewichtsverlust 22, 24
Gewichttraining 183
Gleichgewicht 52
Gliedmaßen 30
Glutaeus-Muskel 52
Grippe-Epidemie 14
Großhirnrinde 25

H

Hals 30, 63
Halswirbel 95
Haltung, schlechte 29 f.
Haltungsfehler 21, 43
Haltungsprobleme, Vorbeugung 9
Haltungsschäden 30
Hand (Hände) 27, 31, 121 ff., 137, 152, 173, 176, 179 f., 208
– flächen 211
– gelenk 121 ff., 144, 204
Hanteln 46
Hauptmuskeln 51
Hohlkreuz, s. Lordose 32, 43, 63, 84 f., 118 f., 144, 187, 190
Holm, Hanya 14
Holm-Technik 14
Hüfte(n) 20, 29, 52, 77, 100 ff., 115, 152, 154 f., 160, 166, 185 f., 201, 213
– beuger 84 ff., 136
– gelenke 66, 75 f., 85, 127, 130, 133–136, 139, 147,169, 213
– operationen 75
– übungen 20

I

Immunsystem 22
Innenschenkel 126, 128, 130 f., 136, 193 ff., 199, 201 f., 214
– muskulatur 193

K

Kiefer 67, 90
Kinn 54, 65, 93, 99, 126, 131
Kleinhirn 27
Knie 20, 29, 31, 42, 53, 60, 62 f., 65 f., 75–78, 81–86, 88, 92, 101, 127, 131, 133, 137, 139, 147, 154, 157, 160, 166, 176, 179, 194, 201, 204, 210 ff., 213 f.
– gelenk 171
– kreise 75, 79
– sehnen 80–83, 171
Knöchel 29, 65, 133
–, geschwollene 153
Knochen 25, 29, 44
– dichte 182
– bau 44, 51
Kondition, physische 21
Konzentration 25, 39
Kopf 41, 43, 56 f., 62, 65, 73, 90, 92 f.
– schmerzen 103
Körper
– ausrichtung 30
– balance 21, 30
– haltung, fundamentale 9, 12
– –, korrekte 19 f., 22 ff., 30, 71, 122
– kontrolle 133, 19
– koordination 19, 23
– stabilität 20
– wahrnehmung 19
Kreuzbein 95, 178

L

Latissimus-dorsi-Muskel 52, 117
Leiste 75
Leistungsfähigkeit 32

Lendensäule 178
Lendenwirbel 29, 71, 95
– bereich 52, 59, 81, 213
– säule 71, 73
Lordose,
s. Hohlkreuz
Lunge 32 f., 70, 178
Lymphgefäße 22

M
Mattenübungen 18
Medikamente 47
Mezières-Methode 34
Milchsäure 103
Mills, Jenny 11
Mittelfußknochen 161
Mittelhandknochen 121
Multifidus-Muskel 37
Muskel(n) 12, 20, 22, 25 f., 29 f., 36 f., 53 f., 69, 81, 90, 96, 103 f., 107
– anspannung 25, 86
– aufbau 15
– fasern 103, 181
– kombination 27
– koordination 25
– kräftigung 19

N
Nabel 54, 57, 62, 72, 78, 82, 85, 105, 111, 128, 131 f., 139, 143 f., 155. 167 ff., 174, 185, 187
Nacken 20, 45, 52, 54, 56 f., 63, 65, 67, 76, 82, 85, 90–93, 106 f., 111, 126, 138 f., 142, 170, 173, 176, 204, 213
– muskeln 54, 141
– rollen 90–94
– schmerzen 17, 90, 127, 130 f., 137, 145
– strecker 142
Nasenspiralen 90–94
Nerven 27
–, eingeklemmte 92
– system 25 ff., 181
Nord-Position 31, 58, 148
Nord-Süd-Position 30, 39, 54, 60, 71, 82, 85, 118, 190, 201, 203, 213 f.

O
O-Beine 42
Oberarm 206
Oberschenkel 53, 55, 62, 66, 77, 101, 152, 185
– knochen 84, 172
– muskeln 55, 59 f., 75, 171 f.
Obliquus Curl-ups 132
Obliquus externus abdominis 36
Obliquus internus abdominis 36, 52
Obliquus-Muskeln 129 f.
Orientierungssinn 27
Osteopathie 10
Osteoporose 22, 24, 182 f.
Ost-West-Position 39, 82, 115

P
Physiotherapie 11, 18, 23
Pilates, Clara 14
Pilates, Joseph 13, 18, 25 f.

Pilates-Methode 13–16, 19, 21, 23 f.
Plattfüße 156
Psoas-Muskel 84 f.

Q

Quadratus-lumborum-Muskel 110
Quadrizeps 52, 171 f.

R

Rectus abdominis 36, 166
Rehabilitationspotenzial 9
Ringfinger 123
Rippenbogen 33, 69
Rist 156 f.
Röntgenstrahlen 182
Rücken 41, 52, 63 f., 66, 73, 88, 96 f., 100 ff., 107, 118 f., 127, 138, 141–144, 147, 201, 211, 213
– atmung 178
– bereiche 62, 66, 166
– -Lendenwirbel-Bereich 61
– muskeln 32, 165–175
– probleme 9, 12, 17 f., 23, 32, 60, 114, 147
– schmerzen 17, 22 f., 55, 95
– strecker 171
Rückgrat 19, 55 f., 72, 95
Ruhe, innere 22
Ruheposition 178 ff.
Rumpfmuskulatur, Stärkung der 23
Rumpfstabilisierung 19

S

Sauerstoff 22, 69, 142, 196
Schädel 90
– decke 54, 67
Schambein 31, 58, 73, 99, 148, 165, 167, 173
Schenkel 64, 185, 213
– knochen 85
– muskeln 213
Schienbein 138
Schleudertrauma 126
Schmerzen 47
Schulter(n) 32, 41, 43 f., 52, 54, 66, 76, 87 f., 100, 103–107, 131, 173, 176
– bereich 87, 117, 120
– blätter 76, 82, 87, 89, 103 f., 117, 120, 143 f., 200, 208
– gelenke 54, 107, 109
Schwangerschaft 24
Schwindelgefühl 69
Sehnenscheidenentzündung 121
Seitenatmung 33, 137
Selbstheilungskräfte 13
Single leg stretch 126, 136–140
Sinn, kinaesthetischer 27
Skoliose 43, 232
Spannungen 54
Sphinx-Position 171 ff.
Sportverletzungen 18
Stehen, entspanntes 51
Steifheit 12
Steißbein 54, 61 f., 71, 73 f., 76, 79, 81 ff., 95, 99, 126, 128, 130, 132, 167, 213

Stirn 67
Stress 24, 51, 90
Süd-Position 31f.
Swiegard, Lulu 26
Symptome, stressbedingte 22

T

Taille 12, 98, 190
Tenso-fasciae-latae-Muskeln 189
Transversus abdominis 37, 52, 74, 125, 165
Transversus-abdominis-Muskel 71, 165f.
Trapezmuskel 52, 104, 117
Trizeps 203 ff.

U

Überraschungsreflex 90
Unterbauch 68, 130, 141
– muskel 34, 125ff., 144
Unterschenkel 133

V

Verletzungen 9, 35, 51
Verspannungen 24, 57, 63, 78, 90, 103, 117, 141

W

Wadenmuskeln 66
Wahrnehmungsfähigkeit 51, 54–58
Wirbelsäule 19, 28ff., 32, 36–39, 43, 45, 59, 62, 64, 72ff., 78, 82–85, 90, 95–99, 100ff., 105f., 110–116, 118ff., 122, 125, 128, 131f., 139, 143, 146ff., 166ff., 173, 175ff., 182, 185, 187, 202, 204–208, 213f.
Wirbelsäulenkrümmung 22, 60, 66, 182
Wohlbefinden 10, 28

X

X-Beine 42

Z

Zeh (e, en) 66, 139, 153, 157–163, 176
–, kleiner 53
– glieder 161
Zeigefinger 123
Zellen 32
Zunge 67
Zwerchfell 68f.